卵は最高の
アンチエイジングフード

AUGUST HERGESHEIMER
著：オーガスト・ハーゲスハイマー
栄養科学博士

CONTENTS

PART 1

“若さ食品”No.1はズバリ、卵です！……P9

● 卵には、体に必要な栄養成分がほぼ完璧な形で含まれています
● 卵は、若さの素がギュっとつまったカプセルです！
● コレステロールを恐れて卵を控えるなんて、ナンセンス！

PART 2

卵の栄養を手軽に最大に摂るなら、エッグスムージー！……P16

● エッグスムージーの利点
● エッグスムージーを作る時の、３つのポイント
■ エッグスムージー おすすめレシピ

教えて！オーガスト❶……P26

Ⓠ なぜ卵を食べると、体が若返るの？

Ⓠ「卵を食べると頭がよくなる」って本当？

Ⓠ アンチエイジング成分は、サプリメントで摂ったほうが効率的では？

Ⓠ 卵を食べると、キレイになれる？

PART 3

シンプル卵料理＋生野菜で、どんどん若返る！……P31

■ いつもの卵料理を劇的においしくするレシピ

教えて！オーガスト❷……P44

Ⓠ なぜ卵といっしょに生の葉野菜を食べなきゃいけないの？

教えて！オーガスト❸……P46

Ⓠ バターをたくさん使うレシピが多いけど健康に悪いのでは…？

CONTENTS

PART 4

卵料理をもっと楽しむ、オーガスト・スタイル……P48

● 僕は毎日、こうして若さと健康をエンジョイしています

ワンランク上の卵レシピ

SPECIAL INTERVIEW

板倉弘重 先生

[医学博士・医療法人社団エミリオ森口クリニック院長・日本動脈硬化学会名誉会員]

「卵は、生活習慣病のリスク軽減に役立つ食品です」……P73

新開省二 先生

[医学博士・東京都健康長寿医療センター研究所　社会参加と地域保健研究チームチームリーダー(研究部長)]

「プラス１個の卵で、
高齢者のたんぱく質不足の半分を解消可能」……P76

PART 5

小腹がすいたら
ポテトチップスよりも卵！……P80

おやつにおすすめの卵レシピ

教えて！オーガスト❹……P86

Ⓠ 卵でダイエットできるって、本当？

PART 6

卵料理×ローフードで
超ヘルシーなパーティーを！……P90

パーティー向けの卵料理レシピ

卵料理によく合うパーティー向けローフード料理レシピ

卵クッキング トリビア……P104

あとがき……P108

19

この本を手に取ってくださっているあなたの年齢は、おいくつでしょう？　アンチエイジングに興味を持たれているということは、30代から40代？ もしかしたら、もっと上かもしれませんね。私の場合、アンチエイジングに興味を抱くようになったのは、19歳の時。ふつうだったら老化のことなんて気にするはずもない年齢ですが、きっかけはそのころ初めて見た、父の若い時の写真でした。

もともと私の父は友人のお父さんと比べてかなり歳上でしたが、肥満ぎみで肌がたるみ、ぽってりとした二重あごになっていて、年齢よりもかなり老けて見えていたと思います。

そのことを強く感じたのは、私のアメフトの試合に応援に来た父を見た、友人の言葉。「オーガスト、良かったね、おじいちゃんが見に来てくれてるね」（冗談ではなく本気で）。その時、あまりにショックで「いや、おじいちゃんじゃなくて親父なんだけど」と、さらりと言うことができませんでした。

人生最大のショック！「老化」に恐怖を感じたのは19歳の時。

大学生になったころ、たまたま父の若い頃の写真を見る機会がありました。すると写真の中の父は、まるで名優クラーク・ゲーブルのような超美男子だったのです！　写真の父と同じ年だった私は「いったい、何が起こってこんなにも人は変わってしまうのか……」と大きなショックを受けました。そして「このまま父のようになってしまうのは絶対いやだ」「若さを保ち続けるには何が必要なのか、知りたい」と切実に思うようになったのです。そこでまず、サンディエゴ州立大学で予防医学を学びました。

今でこそ「アンチエイジング」「予防医学」の分野は重視されていますが、当時（1980年代初頭）はまだどちらもポピュラーではありませんでした。でも私はどうしても若さを保つ方法を見つけたくて、医学の次に栄養学を本格的に学び、栄養科学博士号を取得。最新の研究論文に目を通し、世界中の食品産地や工場にも足を運び、研究を続けてきました。

PROLOGUE

FATHER

20代

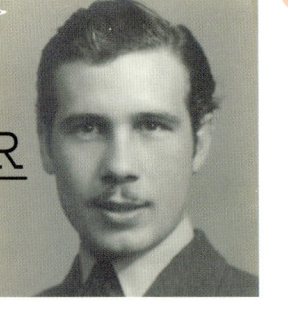

50代

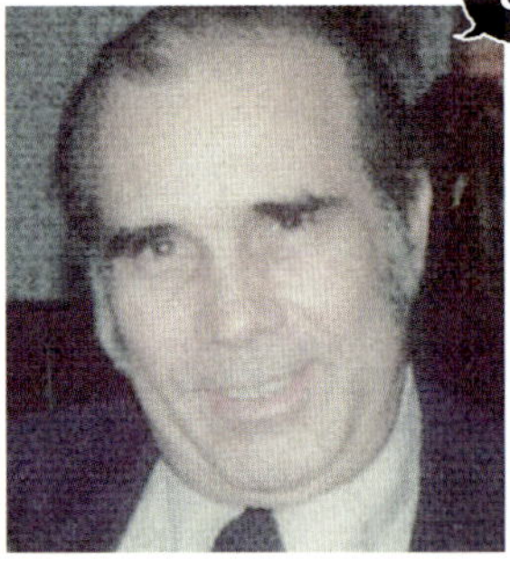

左が20歳の頃の父。シャープな顔で、クラーク・ゲーブルの若い頃のような超ハンサムだったのに、50代の頃にはすっかり別人のように老けていました。

30

30代の頃の私は、「若さを保つために必要と思う成分をすべて摂りたい！」と考え、（今となっては恥ずかしい勘違いですが）1日43種類のサプリメントを飲んでいました。さらに仕事が終わると、フィットネスクラブで最低1時間はヘビーなトレーニング。それなのになぜかいつも疲れがとれず、仕事中も眠くてしかたないので、コーヒーが手放せない状態でした。当時つきあい始めた妻も「こんなにしょっちゅう調子悪い人と初めて会った」と呆れていたほどです。

30代の頃、あらゆる方法を試しても今より老けていました。

今思えば当時は仕事が忙しかったせいもあり、朝も昼も手軽に食べられる甘いパンかサンドイッチ。夜は大量の焼き肉と白いごはんをたっぷりのビールで流し込み、さらに飲んだ後は締めのラーメン。完全に糖質の摂りすぎでしたし、サプリメントには成型のために添加物を使用しているものも多いので、その影響もあったのでしょう。

そんな生活でも20代の時はまだ回復力がありましたが、30代に入ってからの回復力はやはり弱くなってきます。私はそれを、仕事のせいにしていました。「今は接待で夜のつきあいも多いから仕方ないけれど、環境が変わって健康的な生活を送れるようになれば、きっとまた元気になる」と信じていたのです。

34歳の時、その生活を実現するチャンスが訪れました。「1～2年間、仕事を休もう」と決心し、家族でハワイに移住したのです。豊かな自然の中で、生活は規則正しく、仕事のストレスも全くない生活。これでやっと体の調子がよくなる、と思いきや、なぜか前よりもっと調子が悪く、疲れやすくなってしまいました。

今ならわかりますが、当時の私は若さを求めるあまり、若い頃と同じような激しい運動をして体を酷使していました。また年齢とともに、体の衰えを補う食事に切り替える必要があったのに、それもできていませんでした。いわば中と外から、24時間、体にダメージを与え続けていたのです。

ME

20代

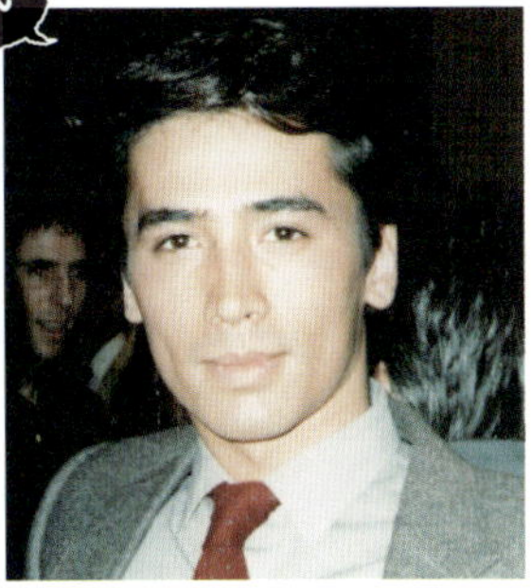

50代

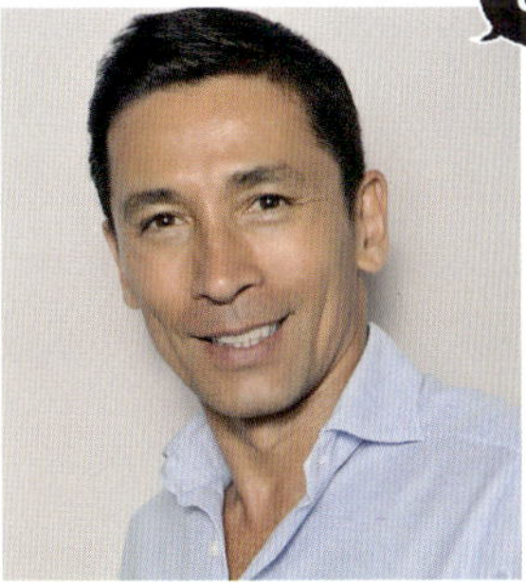

左が20歳の頃の私、右が52歳になった現在の私です。20代後半の息子が2人いますが、いっしょにいるとよく兄弟に間違えられます（笑）。

50

求め続けていた「若さ」の答えに出会いました。

そんな時、信頼していたカイロプラクティックの先生に勧められ、青汁系のフードサプリを飲み始めました。するとほぼ1箱（1か月分）を飲み切った頃から、あれほど強かった昼間の眠気、疲れやだるさを感じにくくなりました。20代の頃のような体の軽さ、パワーが戻ってくるのも感じ、驚きました。若さを求め、それまであらゆる最先端の方法にトライしてきたのに、そこまで短期間ではっきりと体の変化、若さを感じたことはありませんでしたから……。父の若い頃の写真を見た時以来の、人生二度目の大ショックでした。

「いったい私の体にどんなことが起こったのだろう？」と不思議に思い、まずはその青汁に入っていた成分から調べ始めました。その結果、それまで学んできた一般的な栄養学の知識だけでは説明できないことがたくさんあることがわかりました。そこで私は、食品と人間の体について、また一から勉強をし直すことにしました。

そしてたどりついた答えは、「老化を遅らせるために必要なのは、サプリメントで大量に摂れるような、個々の成分ではない」ということでした。

〈PROLOGUE〉

若さのための食品を一つだけ選ぶなら「卵」です

若々しい体の元となる細胞は、いろいろなものが有機的に結びついて初めて完成します。ですからさまざまな成分（特に必須アミノ酸）をバランス良く、一度に摂取しなければいけません。この「一度に」ということがとても重要なのですが、食事のたびにいろいろな食品を全部そろえるのは困難。しかし残念なことに、「これだけ食べていれば必要な栄養が全部そろう」という食品は、世界にひとつもありません。

だけど、もしそれに一番近いものをひとつだけあげるとしたら、それは「卵」なのです。

卵には重要な必須脂肪酸、必須アミノ酸がすべてそろっていて、老化の元凶である糖分はほとんど入っていません。卵ほど、健康で若々しい体をつくるためにいい食材はないと、私は思っています。こんなに必要な栄養がバランスよく入っていて、手に入れやすく食べやすく、値段もリーズナブルな食品はほかにありません。私自身も毎朝2～3個の卵を食べています。

若さを求めていろいろな努力をしている方に、卵という強い味方がすぐ身近にあること、多くの楽しみ方があることを、この本でぜひ知って欲しいです。

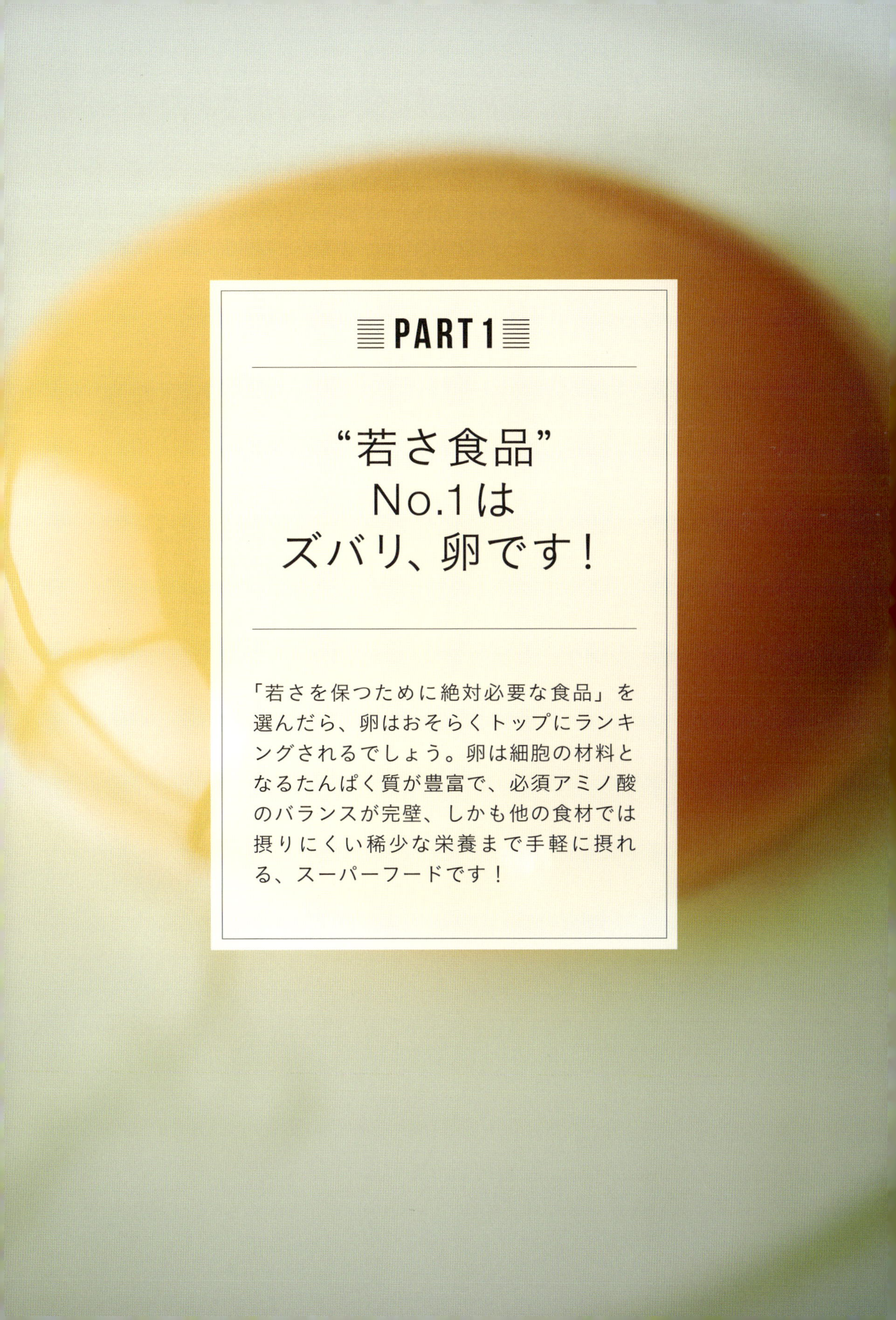

PART 1

“若さ食品”
No.1は
ズバリ、卵です！

「若さを保つために絶対必要な食品」を選んだら、卵はおそらくトップにランキングされるでしょう。卵は細胞の材料となるたんぱく質が豊富で、必須アミノ酸のバランスが完璧、しかも他の食材では摂りにくい稀少な栄養まで手軽に摂れる、スーパーフードです！

卵には、体に必要な栄養成分が
ほぼ完璧な形で含まれています。

もし、食事でただ１つの食品しか食べられないと言われたら、私は卵を選びます。
絶対的に必要な多くの栄養成分を一度に摂れる、ほぼ唯一の食品だからです。

卵２個だけで、１日に必要な栄養

たんぱく質
約26％

葉　酸
約19％

ビタミンE
約15％

ビタミンD
約34％

ビタミンB_{12}
約39％

ビタミンB_2
約38％

ビタミンA
約24％

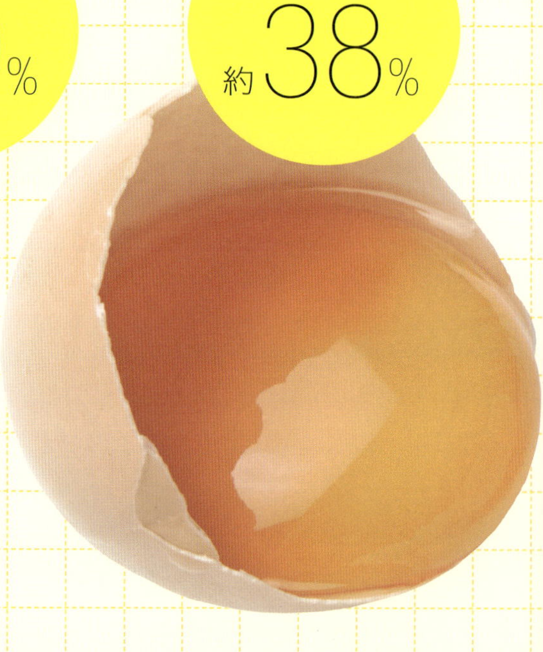

私たちが生きていくために必要な栄養素は、約44種類あります(※)。卵はこの必要な栄養素を、ビタミンCと食物繊維以外ほぼ含んでいるうえ、最も重要な栄養成分であるたんぱく質は、食品のなかでも最も良質とされています。たった1種類でこれだけ栄養的に豊富な食品は、卵同様「完全食品」といわれる牛乳(加熱処理をしていない搾ったままの生乳)以外には見当たりません。

※必須アミノ酸が 9 種類、必須脂肪酸が 3 種類、ビタミン類が約 15 種類、ミネラルが約 16 種類、炭水化物

成分がこれだけまかなえます！

鉄
約18%

リン
約21%

亜鉛
約16%

脂質
約20%

カルシウム
約8%

エネルギー
約8%

マグネシウム
約4%

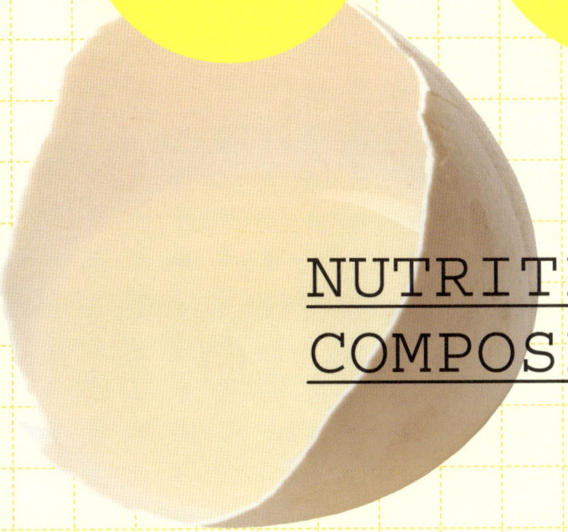

NUTRITIONAL COMPOSITION

※社団法人 日本養鶏協会発行「コレステロールとよい食事」より転載

卵は、若さの素がギュっとつまったカプセルです！

全世代の人にぜひ食べて欲しい卵ですが、
特に、体の衰えが気になる世代の方には
ぜひ多めに食べて欲しい！
なぜならこんなに若さ維持に
役立つ働きがあるんです。

EYES

POINT 1

目の老化を防止

コンピューターやスマートフォンなどから発生するブルーライトは、目の老化を進めるといわれています。卵黄には、目の老化を予防するルテインが豊富に含まれています。

POINT 2

若々しい細胞をつくる

卵に含まれるビタミンの一種・ビオチンは、糖質・脂質・たんぱく質の代謝を助ける補酵素ですので、若々しい細胞を作るためには欠かさずに摂りたい成分です。

▶詳しくはP26参照

CELL

BRAIN

POINT 3

脳の活動を活発にする

卵黄には、脳細胞の活動を高めるといわれているレシチン、学習と記憶に重要な役割を果たすオメガ3脂肪酸が含まれています。

▶詳しくはP28参照

OVEREATING

POINT4

過剰な食欲を抑える

卵の豊富な栄養素が、空腹のサインを出すグレリンというホルモンの働きを抑制します。また PYY (3-36)という食欲を抑える働きをする成分も含まれています。

▶詳しくはP86参照

THE WHITE

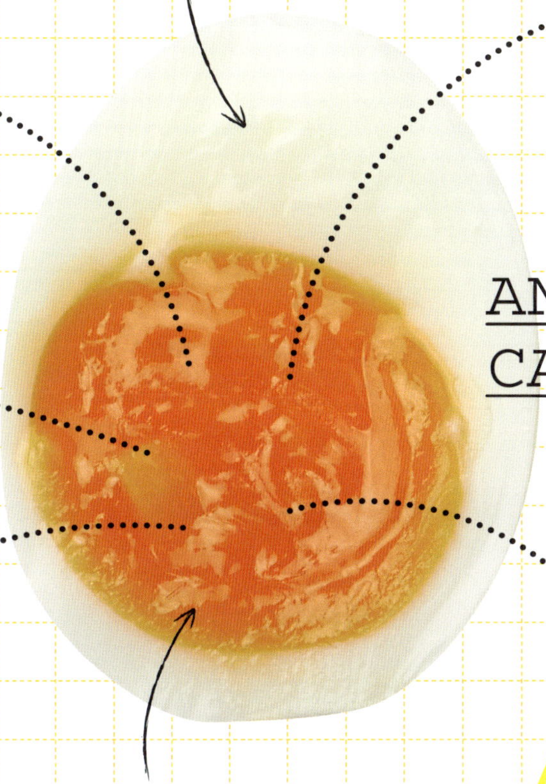

ANTI-AGING CAPSULE

THE YOLK

BEAUTY

POINT5

美肌、美爪、美髪を守る

卵黄に含まれるコリンは、若々しい肌や髪をつくるコラーゲンなどの生成に不可欠な成分。また紫外線ダメージから守る働きもあります。

▶詳しくはP30参照

コレステロールを恐れて卵を控えるなんて、ナンセンス！

「卵はコレステロール値を上げる元凶」なんて、迷信。
私は朝食で毎日、卵を２〜３個食べています。

「卵は１日１個まで、と教えられたけど…？」

「卵はコレステロール値を上昇させる」という“健康常識”を信じ、素晴らしい食品である卵をセーブしている人が多いのはとても残念。なぜならその根拠となっているのが、**適正ではない条件での実験に基づいた、誤った分析結果**だからです。

根拠となっているのは、1913年にロシアで行われた動物実験の結果。実験動物に卵を食べさせたところ、血中コレステロールが増加したというのですが、その**実験動物というのがウサギ**でした。

ウサギのような草食動物は、植物に含まれている微量成分であるコレステロールを体内に蓄積しやすい体のしくみになっています。でも**人間は動物性食品も食べる雑食動物**。ウサギのように、卵を食べたからといってコレステロールが蓄積されるわけではありません。それなのに、いまだにその誤った“常識”がひとり歩きしているのです。

「コレステロールが増えると病気になりやすいのでは？」

コレステロールが急激に増えると危険なのは、コレステロールが血管に詰まりやすくなり、動脈硬化や心筋梗塞のリスクが高まるためです。でも現在では、「コレステロールの摂りすぎが原因でコレステロールが増える」という説には、否定的な意見がほとんどです。

それどころか最新の研究によると、**コレステロールは体内で、傷ついた血管を守る絆創膏のような働きをしている**ことがわかっています。血管が炎症を起こし傷つくと、そこを守る働きのあるコレステロールを、肝臓がせっせと作って血管に送り込んでいるのです。

ということは、**コレステロールが増えるのは卵を食べた時ではなく、「血管が炎症を起こすような食品」を食べた時**、ということになります。血管を傷つける糖質の多い食事、トランス脂肪酸を含む質の悪い油、酸化した油を使用した食品が、病気を起こす犯人だったのです。

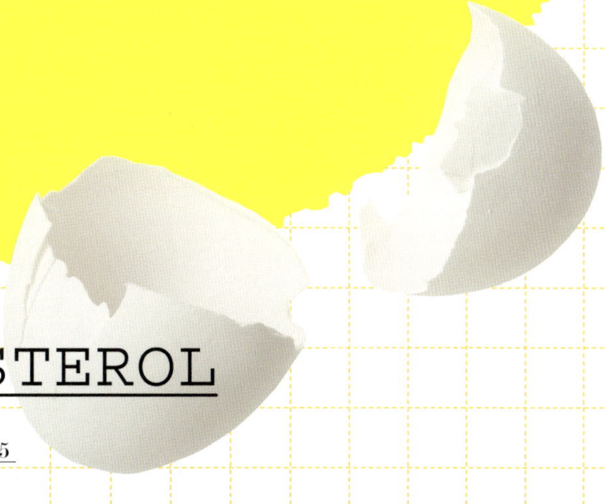

CHOLESTEROL

PART 2

卵の栄養を手軽に最大に摂るなら、エッグスムージー！

日本で大人気の「卵かけごはん」ですが、確かに栄養的には、卵は生で食べるのがベスト。ただ卵かけごはんにすると、糖質の摂り過ぎになります。そこで私がお勧めしたいのが、生卵をベースにした「エッグスムージー」。生卵に、好きな味、摂りたい栄養の果物や野菜を加えてミキサーにかけるだけで、栄養的に完璧な食品になります！

EGG SMOOTHIE

エッグスムージーの利点

- 卵に含まれている素晴らしい栄養を壊さず、ほぼフルに近い状態で摂取できます！
- スムージーだけでは摂ることのできない、良質なたんぱく質が摂れます。
- 卵の乳化作用で、ミルクシェイクのようなクリーミィな口当たりになります。

エッグスムージーを作る時の、3つのポイント

1. ジューサーではなく、ミキサーを使う

ジューサーだと器械の中に、大事な食物繊維が残ってしまいます。せっかく野菜をとるのに食物繊維を捨ててしまっては、デトックス効果が期待できません。

2. フルーツを入れ過ぎない

果物に含まれる果糖は体内で中性脂肪に変わりやすい上、ほとんどの果物は卵と同じ酸性ですので、体内のpHバランスを崩しがち。生野菜だけだと飲みにくい場合は、糖質が少なくてアルカリ性のグレープフルーツ、キウイ、ラズベリー、アボカド、パパイヤなどを優先して使いましょう。

3. 水分に牛乳や豆乳を使わない

ほとんどの乳製品は、雑菌を殺すための加熱処理でたんぱく質分解酵素も死滅しています。消化されない成分が腸内で発酵する危険があり、むしろ体によくありません。また最近の研究で、発酵させない大豆製品、特に豆乳には、栄養素の吸収を妨げる成分が含まれることがわかっています。

ORIGINAL EGG SMOOTHIE

PART2

スムージーに、生卵をプラスするだけ

卵がスムージーに不足しているたんぱく質を補うので、
これ一杯で、栄養的にパーフェクトな朝食になります！

作り方は
すべて同じ！

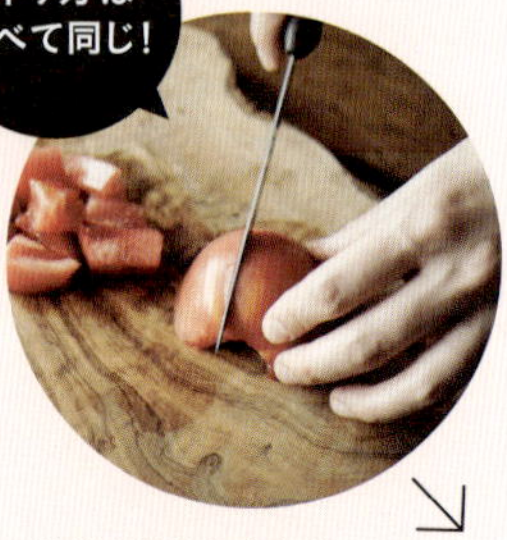

材料を適当な大きさに切ります。

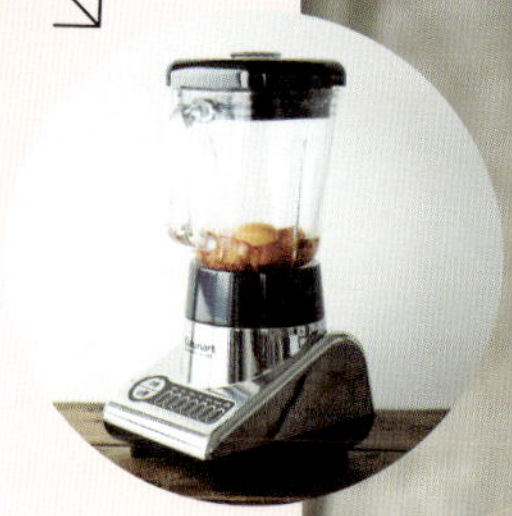

すべてをミキサーに入れて回すだけ。

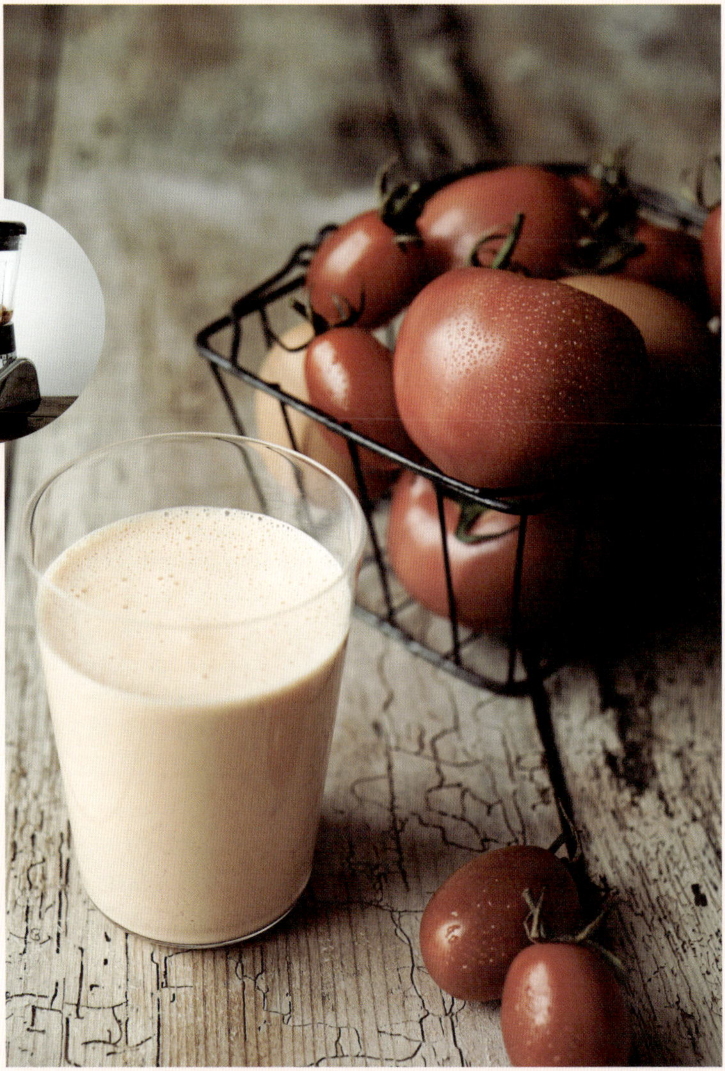

トマトのエッグスムージー

材料（1人分）

卵 …………………… 2個
トマト ……………… 1個
エキストラバージン
オリーブオイル…… 大さじ2
海塩 ………… ひとつまみ

オーガストMEMO

トマトには紫外線予防効果があるので、特に夏の朝食にお勧め。もしあれば、クローブパウダーを入れてもおいしいですよ。

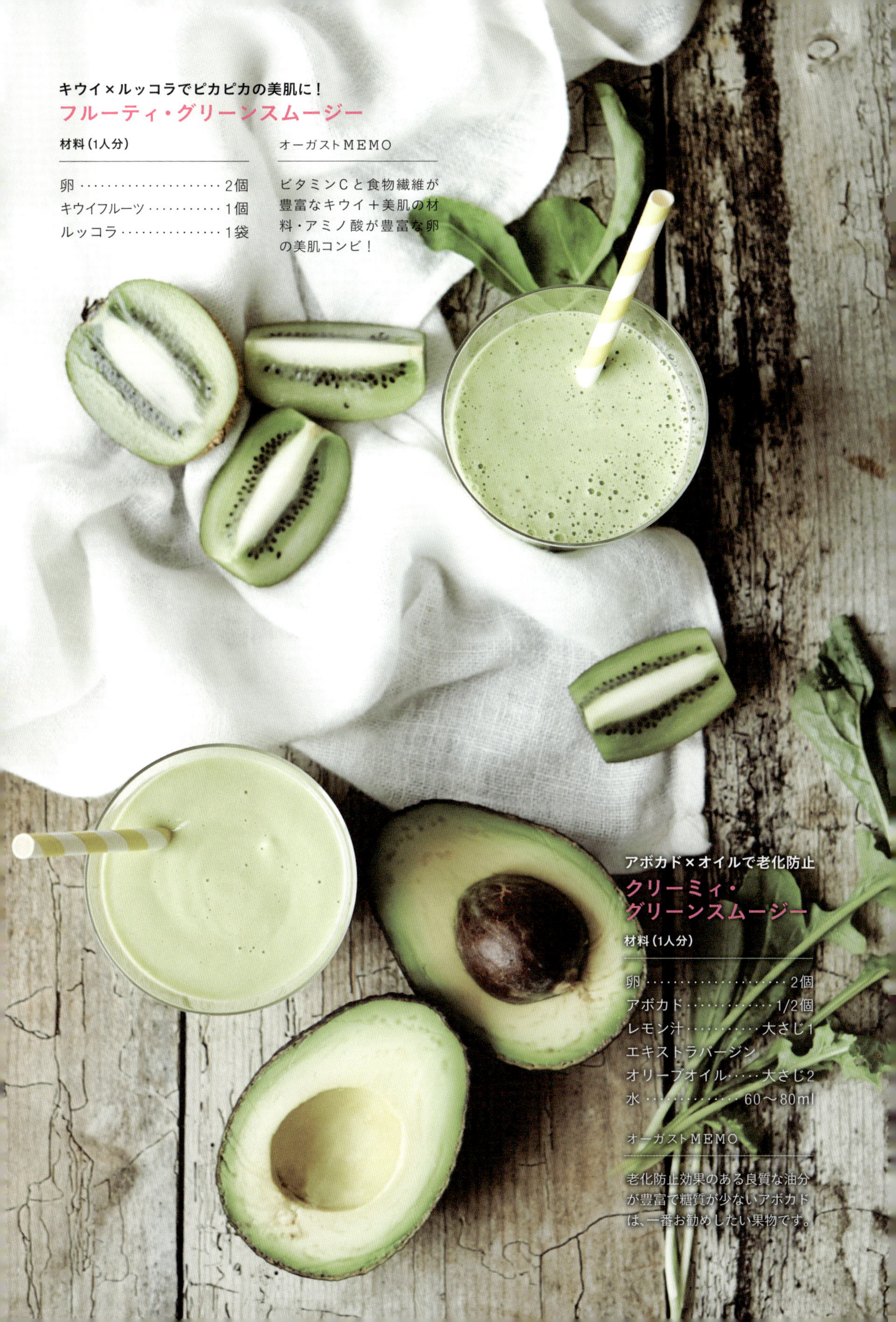

キウイ×ルッコラでピカピカの美肌に！

フルーティ・グリーンスムージー

材料（1人分）

卵 ･････････････････････ 2個
キウイフルーツ ･･･････････ 1個
ルッコラ ････････････････ 1袋

オーガストMEMO

ビタミンCと食物繊維が豊富なキウイ＋美肌の材料・アミノ酸が豊富な卵の美肌コンビ！

アボカド×オイルで老化防止

クリーミィ・グリーンスムージー

材料（1人分）

卵 ･････････････････････ 2個
アボカド ･･････････････ 1/2個
レモン汁 ･･････････････ 大さじ1
エキストラバージン
オリーブオイル ････ 大さじ2
水 ････････････････ 60〜80ml

オーガストMEMO

老化防止効果のある良質な油分が豊富で糖質が少ないアボカドは、一番お勧めしたい果物です。

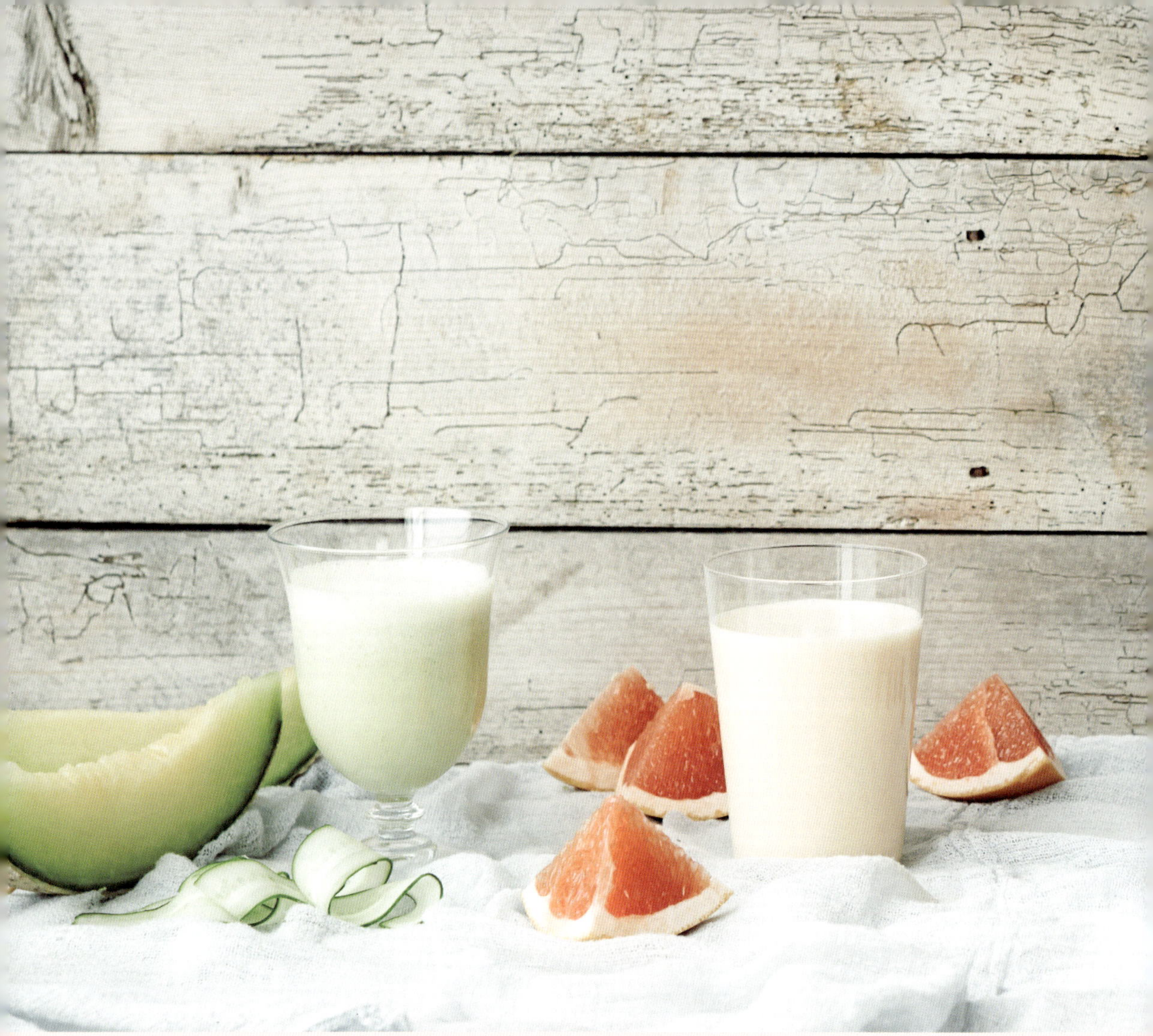

メロン×きゅうりで夏バテ防止

メロンの
サマースムージー

材料（1人分）

卵 ………………………… 2個
メロン ……………… 50g程度
きゅうり ………………… 1/2本
ココナッツオイル ……… 大さじ2

オーガストMEMO

メロンにもきゅうりにも発汗作用があり、適度に体温調節をして暑さによる体力の消耗を防ぎます。

ピンクは抗酸化の色♪

ピンクグレープフルーツ・
スムージー

材料（1人分）

卵 ………………………… 2個
ピンクグレープフルーツ … 1/2個
（あれば）くるみオイル …… 大さじ2

オーガストMEMO

グレープフルーツは半分に切り、スプーンなどで果肉を取りだして使いましょう。ビタミンCに加え抗酸化作用の強いリコピンが含まれているので、ピンクグレープフルーツがお勧め。

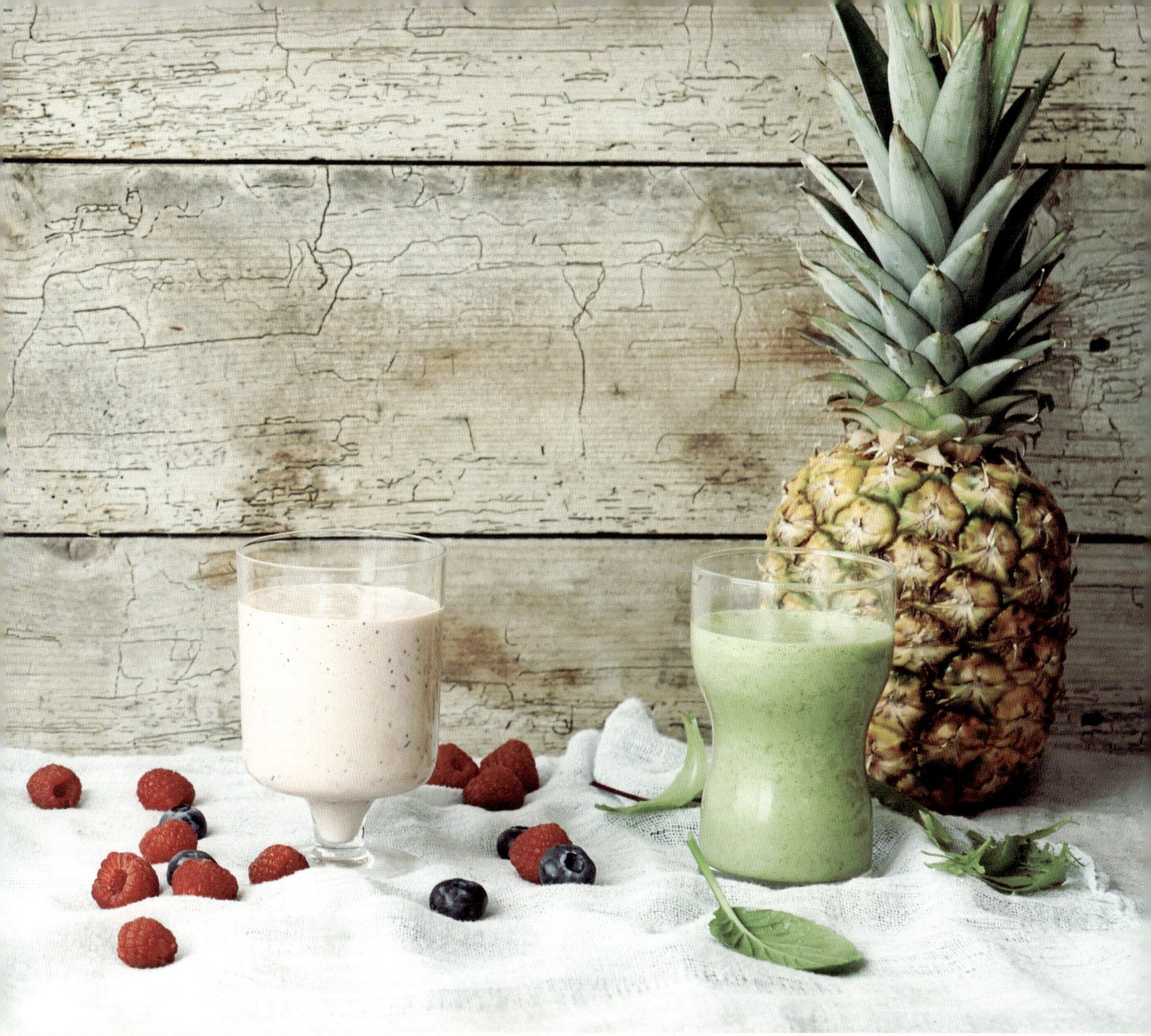

朝の一杯で頭脳明晰に！

ベリーベリースムージー

材料（1人分）

卵 ………………………… 2個
ブルーベリー、ラズベリー
合わせて …………… 100g程度
（あれば）くるみオイル …… 大さじ2

オーガストMEMO

ベリー類はポリフェノールが豊富。ブルーベリーは脳細胞のダメージ修復効果も期待できます。

おなかにやさしく栄養満点

パイナップルスムージー

材料（1人分）

卵 ………………………… 2個
ベビーリーフ ……………… 1袋
パイナップル ………… 50g程度
エキストラバージン
オリーブオイル ………… 大さじ2

オーガストMEMO

若い葉のベビーリーフは栄養豊富で消化しやすく、パイナップルの酵素も卵のたんぱく質の吸収を助けます。

パプリカでビタミンC補給

パプリカのピンク・スムージー

材料（1人分）

卵 ……………………2個
パプリカ（赤）…… 1/2個
パプリカ（黄）…… 1/2個
黒胡椒 ………………適量
エキストラバージン
オリーブオイル … 大さじ2

オーガストMEMO

パプリカは、スーパーで買える野菜の中で最もビタミンCが豊富です！

デトックス効果バツグン！

すいかのグリーンスムージー

材料（1人分）

卵 ……………………2個
すいか（種を除いた果肉）
……………………100g程度
小松菜 ……………… 1/4束
ココナッツオイル 大さじ2

オーガストMEMO

すいかも小松菜もデトックス効果抜群！すいかの赤色はトマトと同じ抗酸化成分のリコピン。

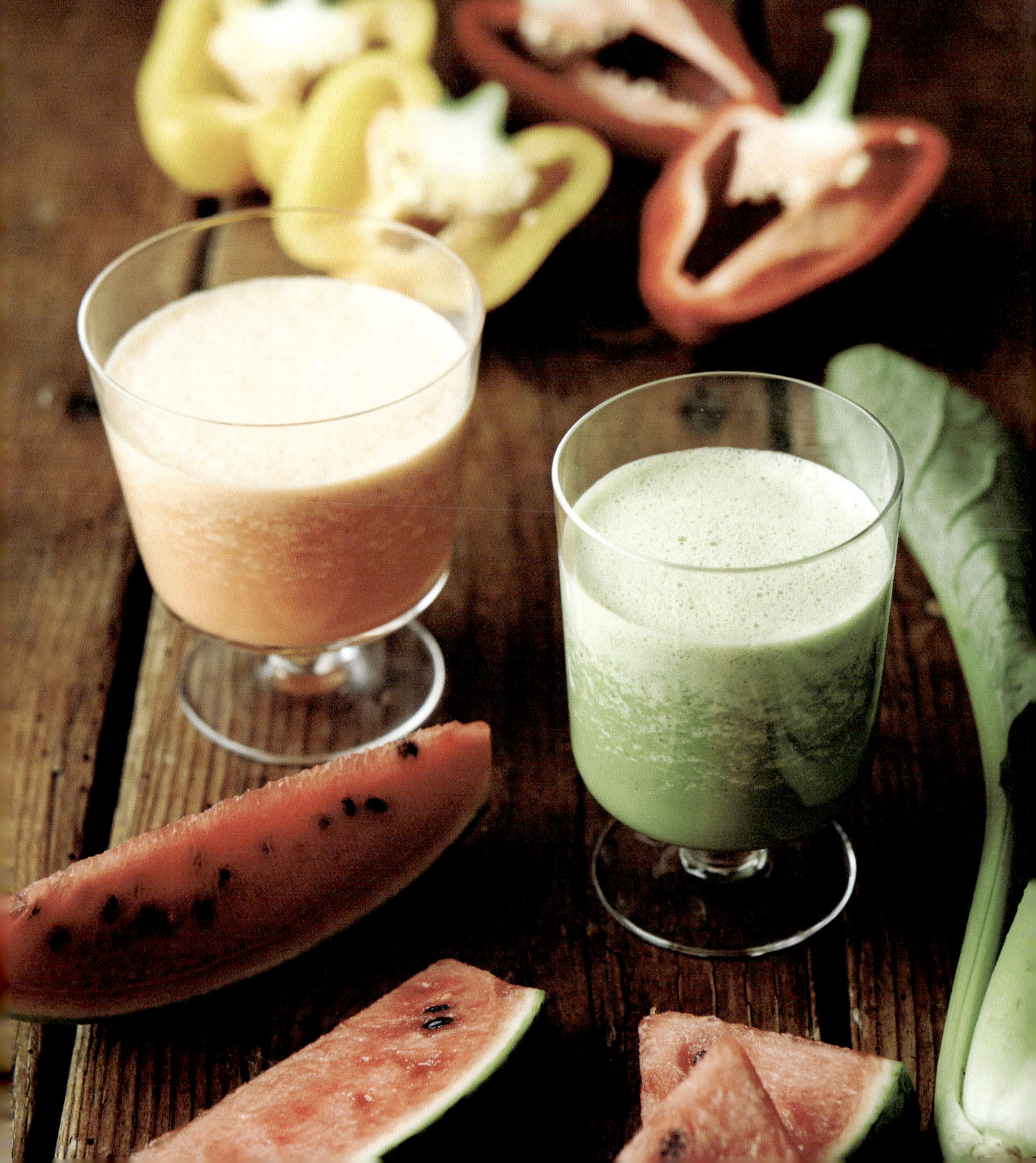

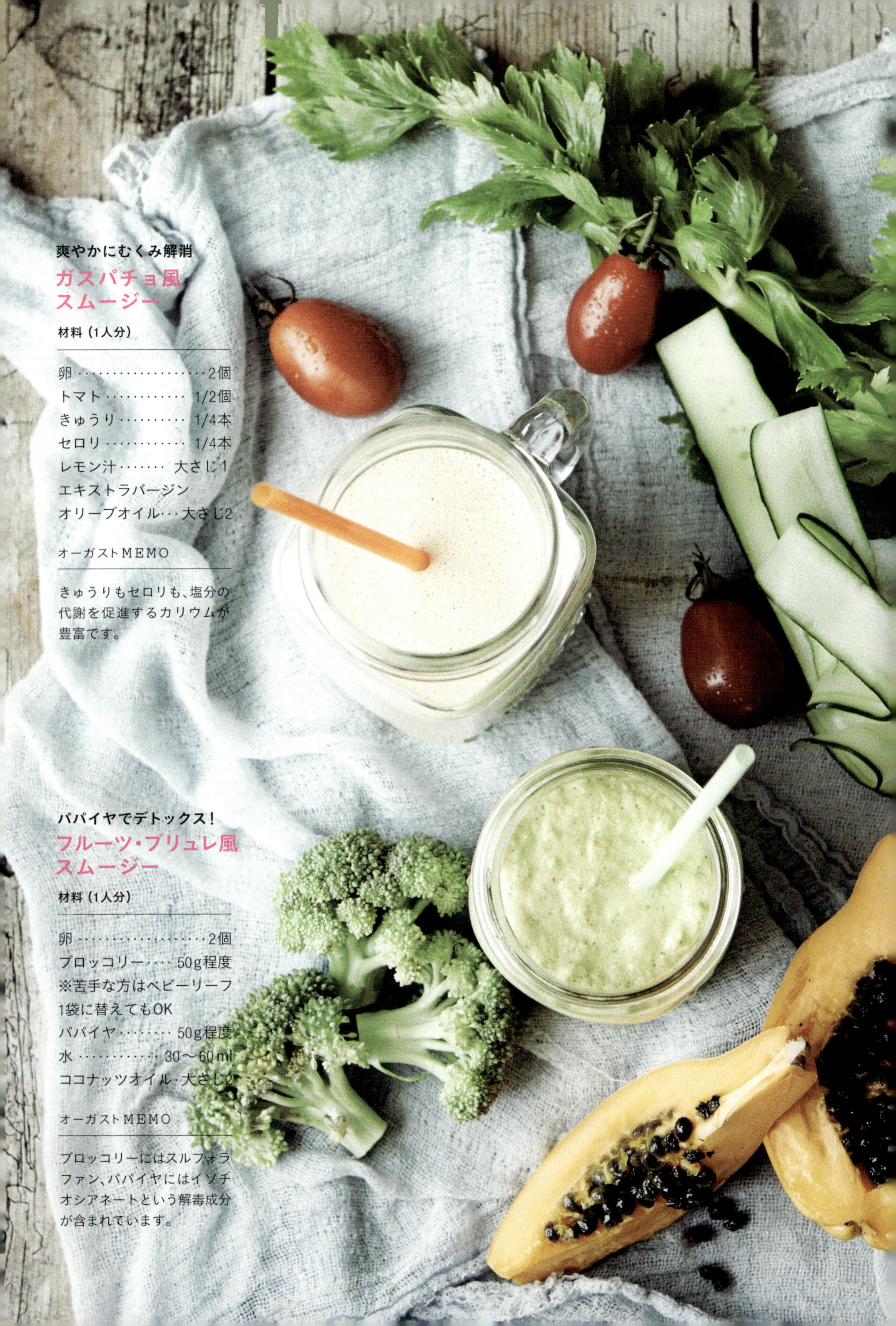

爽やかにむくみ解消

ガスパチョ風スムージー

材料（1人分）

卵……………………2個
トマト…………… 1/2個
きゅうり………… 1/4本
セロリ…………… 1/4本
レモン汁……… 大さじ1
エキストラバージン
オリーブオイル･･･大さじ2

オーガストMEMO

きゅうりもセロリも、塩分の代謝を促進するカリウムが豊富です。

パパイヤでデトックス！

フルーツ・ブリュレ風スムージー

材料（1人分）

卵……………………2個
ブロッコリー････ 50g程度
※苦手な方はベビーリーフ1袋に替えてもOK
パパイヤ……… 50g程度
水 …………… 30～60ml
ココナッツオイル･大さじ2

オーガストMEMO

ブロッコリーにはスルフォラファン、パパイヤにはイソチオシアネートという解毒成分が含まれています。

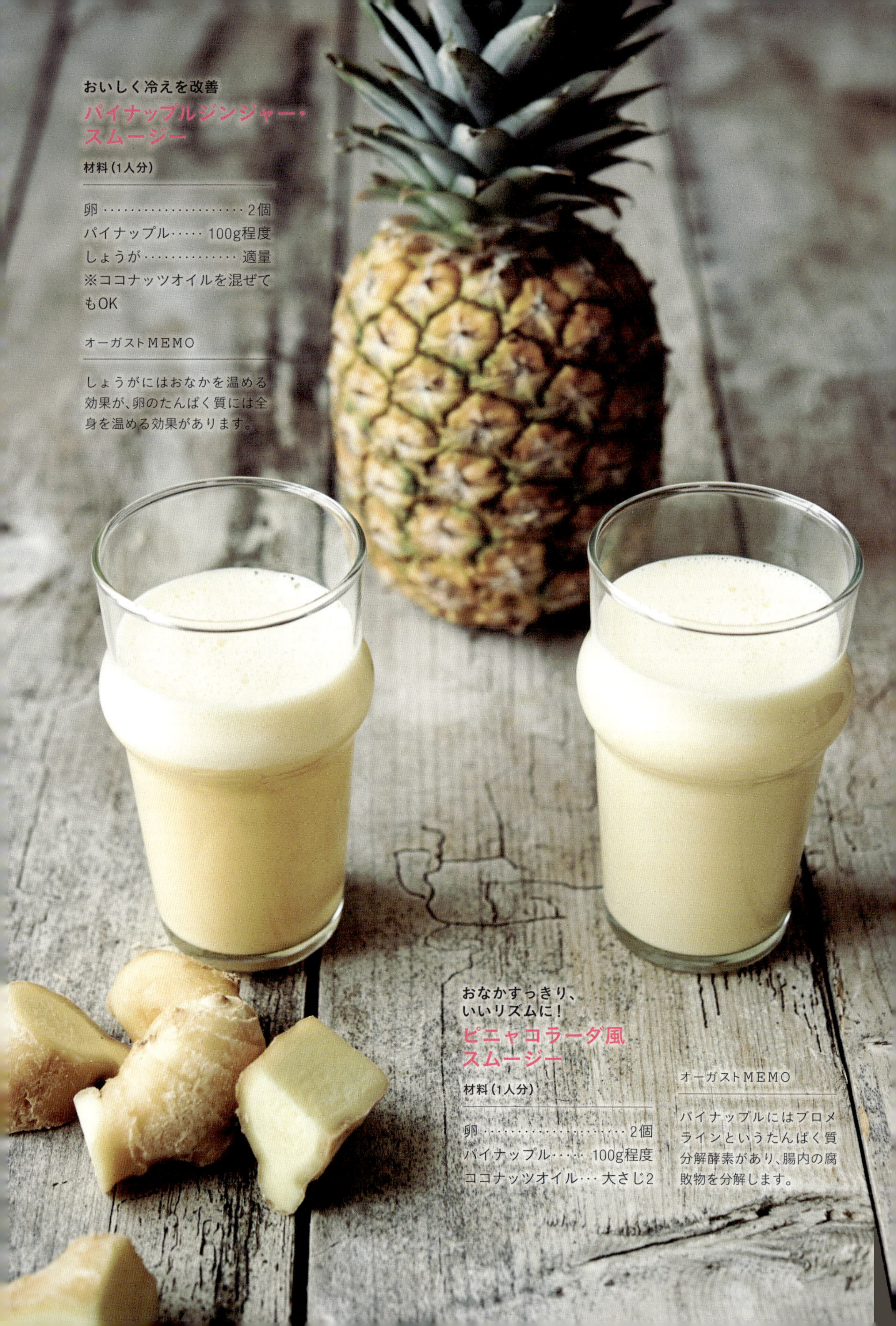

おいしく冷えを改善

パイナップルジンジャー・スムージー

材料（1人分）

卵……………………2個
パイナップル…… 100g程度
しょうが…………… 適量
※ココナッツオイルを混ぜてもOK

オーガストMEMO

しょうがにはおなかを温める効果が、卵のたんぱく質には全身を温める効果があります。

おなかすっきり、いいリズムに！

ピニャコラーダ風スムージー

材料（1人分）

卵……………………2個
パイナップル…… 100g程度
ココナッツオイル… 大さじ2

オーガストMEMO

パイナップルにはブロメラインというたんぱく質分解酵素があり、腸内の腐敗物を分解します。

＼一瞬で完成！／

ベジタブルパウダーで、超お手軽エッグスムージー

生野菜を切らしていたり、忙しいときなどは、
野菜を粉末にした「ベジタブルパウダー」を使ってみるのもお勧め。
外出先など、生の野菜を食べられない時に、水で溶いて飲めるのも便利！

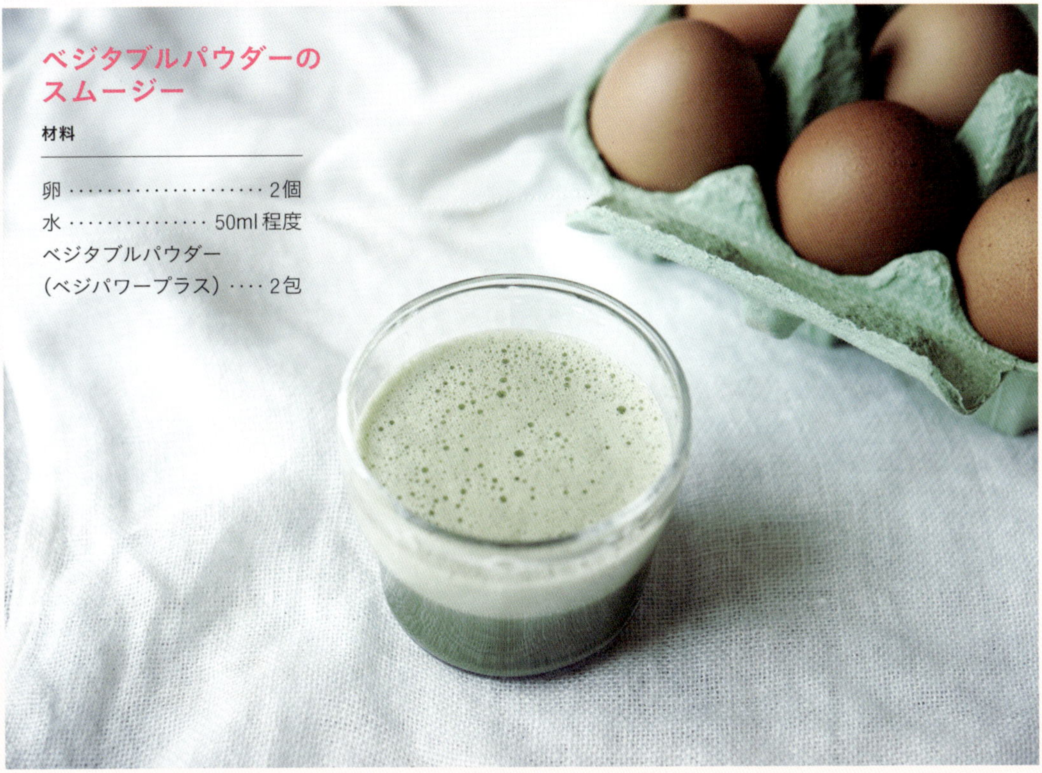

ベジタブルパウダーのスムージー

材料

卵……………………2個
水……………50ml程度
ベジタブルパウダー
（ベジパワープラス）‥‥2包

＼ここで買えます！／

「ベジパワープラス　30包入／1包 2.25g×30」（アビオス）
4,860円

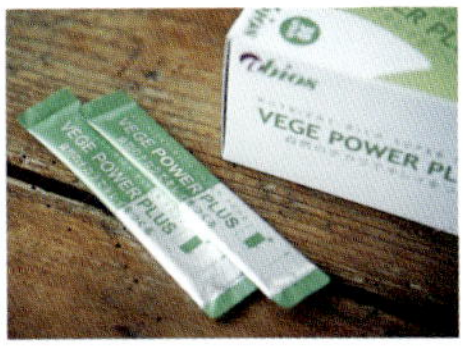

大麦若葉・小麦若葉・燕麦(オーツ)、アルファルファ・米ヌカ・ショウガ・緑茶をはじめ、海藻（スピルリナ、ケルプ、ダルス）、多肉植物（ウチワサボテン、ユッカ、アロエ）、淡水クロレラ、キョードフィルス（乳酸菌とビフィズス菌の集合体）、パイナップル、ステビアなど緑色食物をメインに18種類の素材を、非加熱で丸ごと粉砕しています。http://www.acai.co.jpから購入可能。

「ベジパウダー（サンプルセット）10g×5種類」（ソークス）
700円

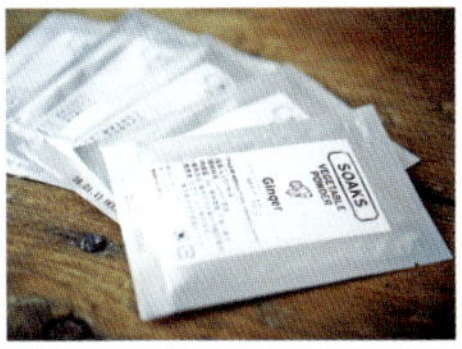

ベジパウダリスト・竹島久美子が選び抜いた、100％無添加の野菜パウダー。残留農薬ゼロの証明書付きの新鮮な国産野菜を丸ごと使用し、栄養を壊さないよう特殊なマシンで低温殺菌・乾燥。エッグスムージーには、5種類の野菜が試せる写真のサンプルセットが便利（中目黒のカフェ「ソークス」で販売）。レギュラー品はhttp://www.soaks.jp/onlinestore/から購入可能。

TELL ME! AUGUST

教えて！ オーガスト 1

QUESTION

なぜ卵を食べると、体が若返るの？

A 大事な栄養を単品でそろえることができる、ほぼ唯一の食品だからです。

強く若々しい細胞は、いろいろなものが有機的に結びついて初めて完成します。だから若さをキープするには、**必要なものを同時に摂る**ことがとても大事。卵には人間の体が本当に必要としている、大事な栄養がぎゅっとつまっていて、**単品でそろえることができる、ほぼ唯一の食品**です。スポーツチームに例えると、「優秀な選手がそろっていてチームワークがいい」のです。

また卵の黄身の中には、**若さをキープするのに必要な、多くの特殊成分が含まれています。**他の食品に含まれていても少量だったり、摂りにくかったりするものが多いのですが、卵であれば手軽に効率的に摂ることが可能。それらの成分を摂るためにもぜひ、積極的に卵を食べるべきなのです。

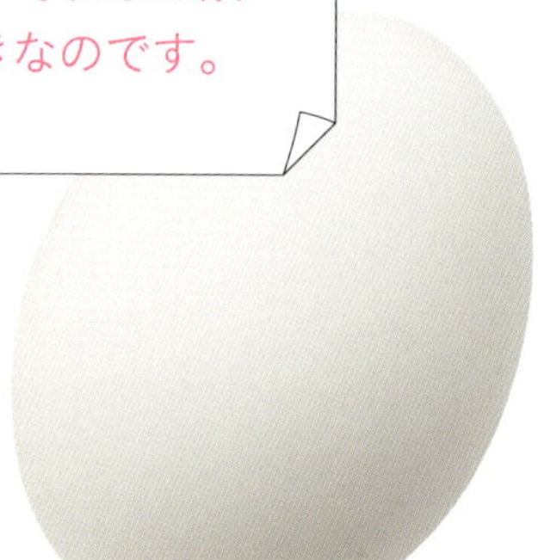

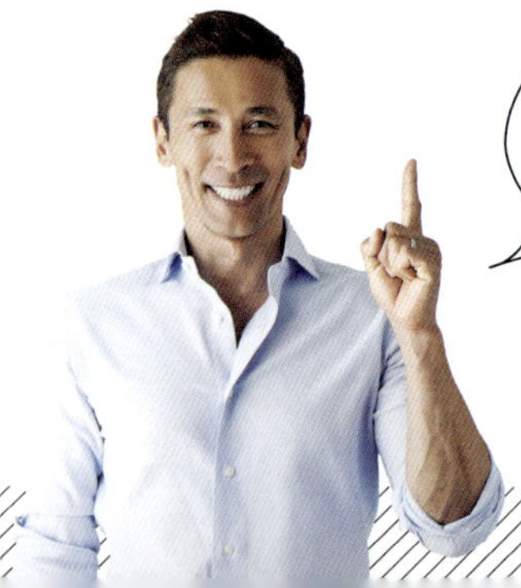

古くから食べられてきた
「食歴」があって安心なのも
おすすめポイント！

卵で得られる、4つの「若さ」

BRAIN

❶ 頭の働きがシャープになる

- 卵には脳の発達を促進するミネラル成分・コリンが、食品中最も多く含まれています。
- 「朝いちばんにたんぱく質を摂ると、集中力が高まる」というデータがあります。

DIET

❷ 太りにくくなる

- 栄養バランスがいい完全食品なので、栄養不足による空腹感が起こりにくくなります。
- レプチン、PYY3-36など、食欲の暴走を抑えるホルモンが分泌されやすくなります。

ENERGY

❸ 疲れにくくなる

- 朝食で卵を摂ると満腹感が高いため、疲労感の元となる糖質の摂取が抑えられ、疲れにくくなります。
- 激しい運動で破壊された細胞をすばやく修復する、良質なアミノ酸が多く含まれています。

BEAUTY

❹ キレイになる

- 良質なアミノ酸バランスがそろうので、強くていい細胞がつくられます。
- 老化防止に働く、さまざまな成分が含まれています。

QUESTION

「卵を食べると頭がよくなる」って本当？

A 脳医学では、卵は「最高の健脳食」といわれています

コリンというミネラル成分は、脳内で記憶力を高める神経伝達物質「アセチルコリン」の材料となります。鶏卵１個の黄身には、「コリン」が2000mgも含まれていて、あらゆる食品のなかでも群を抜いて多い含有量です。そのため**卵を毎日摂っていると、脳細胞同士のコミュニケーションが活発になる**のです。私は、頭をたくさん使う仕事が特に多そうな日は、卵を多めに食べています！

→ 胎児や新生児も脳力アップ！

コリンには、胎児や新生児の脳の発達を促進する機能があり、このミネラルを子供のころにたくさん摂取すると、大人になった時に非常に脳の働きが活発になるといわれています。さらに、「ダウン症の子供の機能回復にもプラスに働く」という報告もあります。

→ 老人性認知症にも効果あり！

アルツハイマー型痴呆の方の大脳を調べると、神経細胞が広範囲に失われ、脳全体が縮んでいるのが特徴です。特に少なくなっているのが、神経伝達物質であるアセチルコリン。そこで卵に多く含まれるコリンを摂取することで予防・改善ができるのでは、と研究が進んでいます。

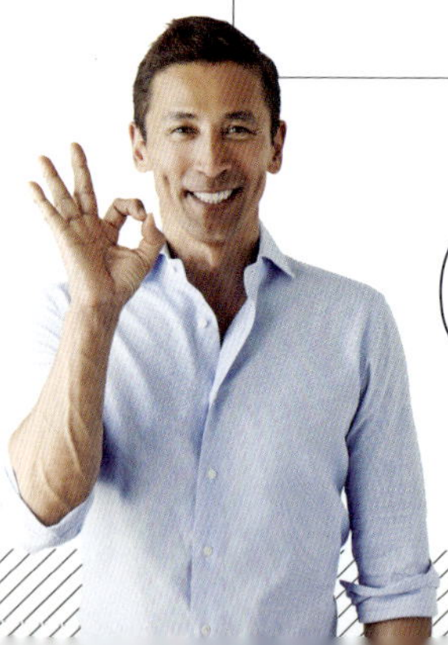

頭をフル回転させる時には、
卵を積極的に食べましょう！

EGG or SUPPLEMENT?

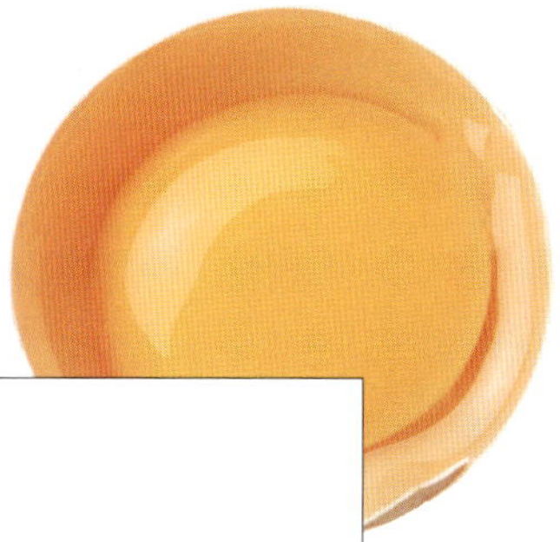

QUESTION

アンチエイジング成分は、サプリメントで摂ったほうが効率的では？

A 個々の働きが素晴らしくても、体内でどうなるかわかりません。

食品は無数の成分が結びついてできています。ですから個々の成分に素晴らしい働きがあったとしても、それが体内で他の成分といっしょになった時、同じ効果を発揮できるかどうかは、わかりませんよね。大量に摂ることでむしろ体にダメージを与え、老化を進める危険もあるんです。

また実験室の中で安全というデータがあっても、人間が何年、何十年も食べ続けて安全だという保証にはなりません。でも卵は、世界中で何百年にもわたり大人も子供も、老人も病人も食べてきた食品。だから安心して、どなたにでもお勧めできるんです。

もうひとつ、サプリメントは、成型するために添加物が必要であることが多く、むしろ大量の合成物質を摂ることになりがち。サプリメントを摂るなら、自然な食品にできるだけ近い、食品由来のものを選ぶことをお勧めします。

教えて！オーガスト 1　　　　　　　　　　　　　　　　　　　　TELL ME! AUGUST

QUESTION

卵を食べると、キレイになれる？

A　「強くていい細胞」を
　　つくるために、卵は欠かせません！

若さとは、「強くていい細胞がつくられ続けている」状態。逆に老化が進んだ状態とは、不完全な細胞しかつくれない状態になっていることです。強くていい細胞をつくるには、必要な栄養成分がバランスよくそろっていて、一度に摂れることがとても大事。だから栄養バランスにすぐれた卵を毎日食べる必要があるのです。また卵には、若々しさを保つ働きのある成分も、たくさん含まれています。

➡ 美肌をつくる！

卵黄に含まれるコリンは、細胞を形成している細胞膜に必要な成分なので、しっとり、プリプリとした皮膚の細胞をつくるためには、コリンが絶対必要です。またハリの元となるエラスチンやコラーゲンを修復するビタミンB群を作るためにも、コリンが必要。つまりコリンが、若々しい肌を支えてくれるのです。

➡ 強い爪をつくる！

髪と同様の理由で、爪が弱い人にも卵はお勧め。さらに卵に含まれるビオチンは、爪の細胞にとって必要な成分です。

➡ 日焼けから肌を守る！

紫外線を浴びると、皮膚の中の活性酸素が増えて、細胞がダメージを受けて老化が始まります。卵黄に含まれるルテインは、この老化プロセスから皮膚を守ってくれるといわれています。

➡ ツヤツヤの髪をつくる！

たんぱく質が主成分である髪の毛にはアミノ酸が大切。必要な必須アミノ酸を完璧なバランスで含んでいる卵は、髪にとってもベストな食品です。

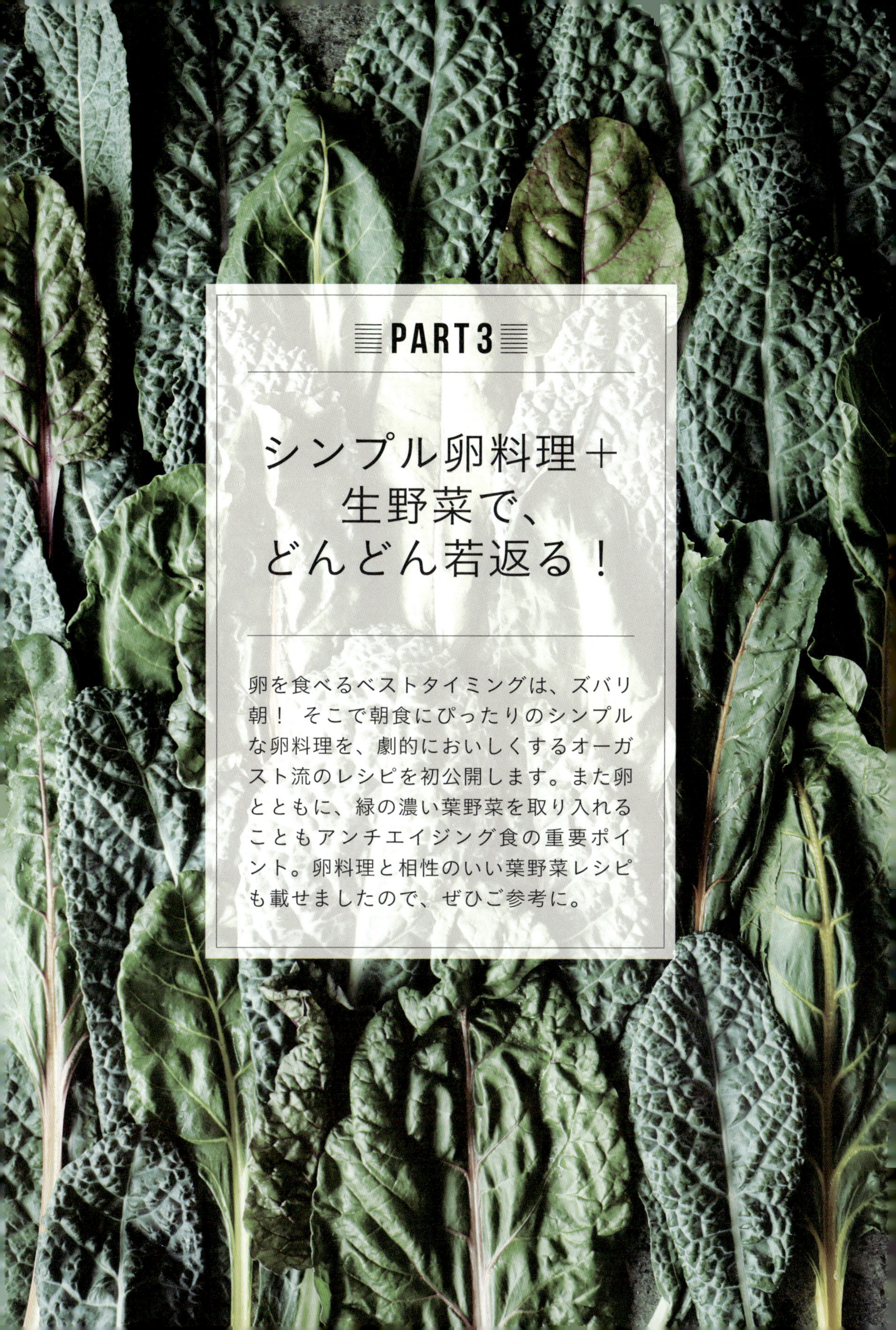

PART3

シンプル卵料理＋
生野菜で、
どんどん若返る！

卵を食べるベストタイミングは、ズバリ朝！ そこで朝食にぴったりのシンプルな卵料理を、劇的においしくするオーガスト流のレシピを初公開します。また卵とともに、緑の濃い葉野菜を取り入れることもアンチエイジング食の重要ポイント。卵料理と相性のいい葉野菜レシピも載せましたので、ぜひご参考に。

RECIPE 1

ゆでない“ゆで卵”

今まで食べたことがないくらい、
美味しいゆで卵をつくるコツを教えましょう。
それはズバリ、「ゆでない」ことなんです！

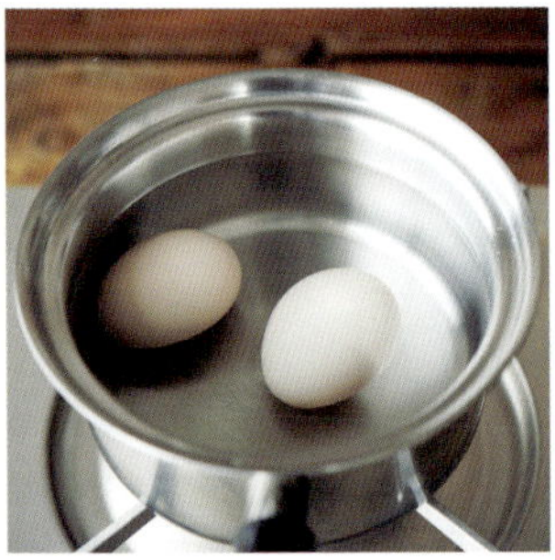

鍋に常温の卵とかぶるくらいの水を入れる。

→

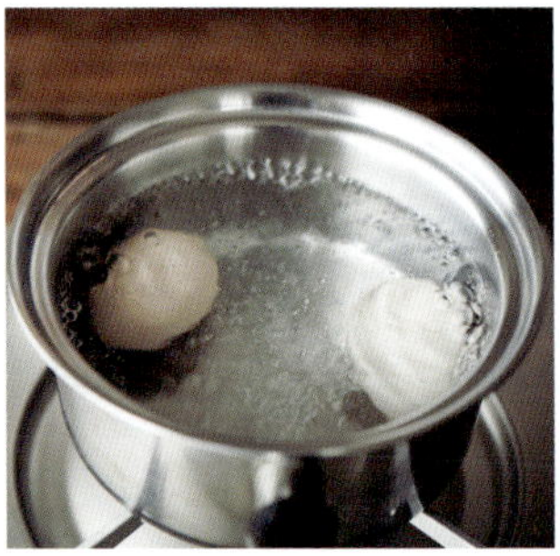

沸騰したら、すぐに火からおろす。

→

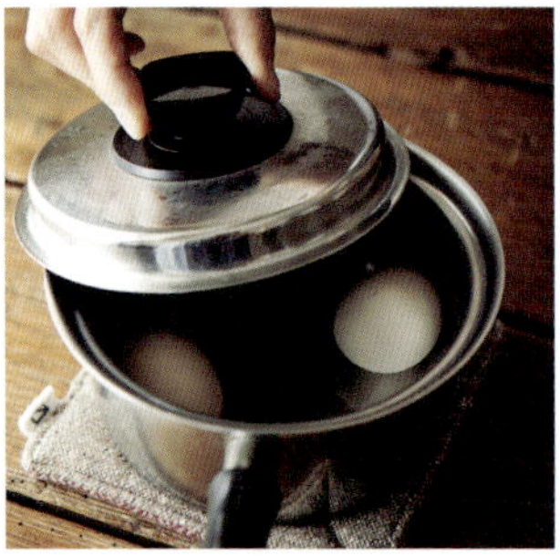

蓋をしておく（半熟卵は約3分、固ゆで卵は約12分）。

→

材料

卵 …………………… 1〜3個
水 …………………… 適量

作り方

1. 卵は、冷蔵庫から出して常温に戻しておく。冷蔵庫から出したての卵を使う場合は、ぬるま湯を入れたボウルに卵を5分ほどつけておく。
2. 卵を小〜中くらいの大きさの鍋に入れ、卵がかぶるくらいの水を入れる。
3. 鍋を火にかけ、お湯が沸騰して泡立ってきたら、すぐに火からおろす。
4. 鍋にぴったり合うサイズの蓋をして、3分ほどおく
5. 固ゆで卵にしたい場合は、12分ほどおく。
6. どちらも、時間がきたらすぐに氷水に入れる。

オーガストMEMO

● 卵の白身のアミノ酸に含まれる硫黄成分は熱で分解されやすい性質があります。でも、火からおろして保温状態で加熱すると、硫黄臭くなりません。
● 小さめの卵なら蓋をしておく時間は、半熟で2分半、固ゆでなら11分程度でOK。

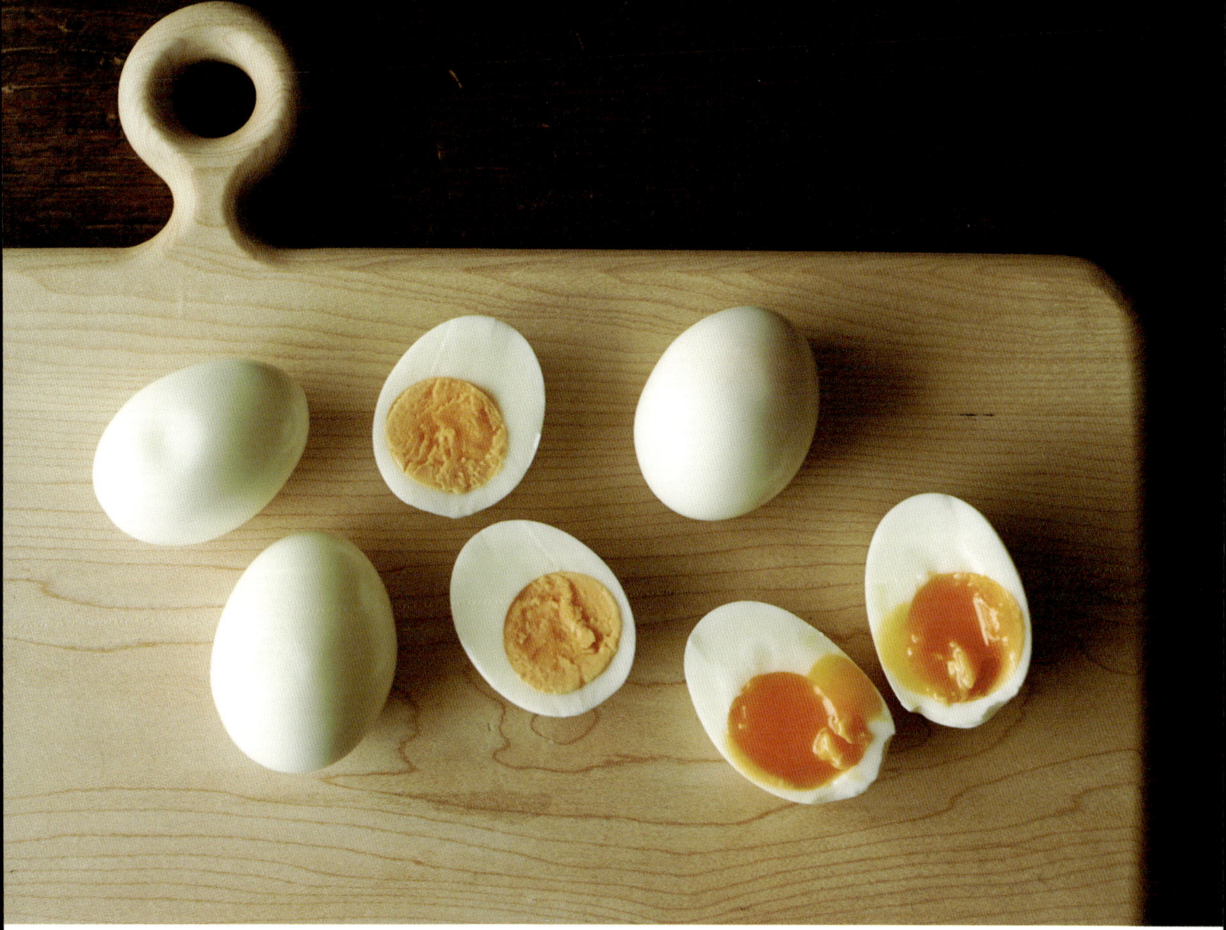

SALAD RECIPE

材料

エンダイブ……………… 適量
ブロッコリースプラウト…… 1袋
赤パプリカ…………………1/2個
【ドレッシング】
エキストラバージン
オリーブオイル…… 大さじ2～3
レモン果汁………………1/2個分
海塩 …………………小さじ1/4
黒胡椒…………………… 少々

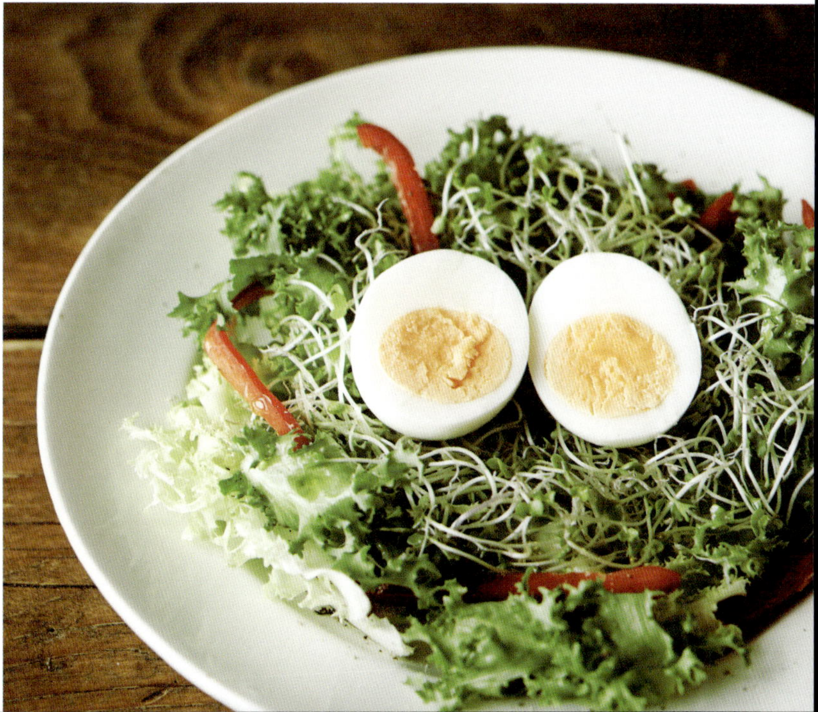

RECIPE 2

PART3

究極の目玉焼き

「オーガストの目玉焼きが食べたい！」と
皆にリクエストされる人気メニュー。
これを食べたら絶対に、目玉焼きのイメージが変わりますよ！

材料（1～2人分）

卵 ……………………… 2～4個
無塩バター ………………… 20g
お湯 ………………… 大さじ2
海塩 ‥（ひとつまみ/卵1個につき）
黒胡椒 ………………… 適量

オーガストMEMO

ずっと弱火をキープすることで、白身がビロードのようになめらかな舌触りに。また上質なバターを使うほど、味がグレードアップします！　バターは無塩のほうが、海塩の旨みが引き立ちますよ。

作り方

1. フライパンにバターを入れ、弱火で溶かす。
2. バターが溶けてフツフツ泡だってきたら、卵を割り入れる。
3. すぐに白身の部分にだけ、海塩をパラパラ振る。
4. 弱火のまま、白身が固まるまで焼く。
5. 大さじ2のお湯をフライパンのふちにまわすように入れ、蓋をする。
6. 弱火のままで加熱し、黄身が好みの固さになったら火から下ろし、黒胡椒を挽いて振る。

SALAD RECIPE

材料

ベビーリーフ ……………… 1袋
プチトマト ………………… 4個
パプリカ ………………… 1/2個
【ドレッシング】
エキストラバージン
オリーブオイル ‥‥‥ 大さじ2～3
アンチョビフィレ
…………… 2枚（みじん切り）
海塩 ……………… 小さじ1/4
黒胡椒 ………………… 少々

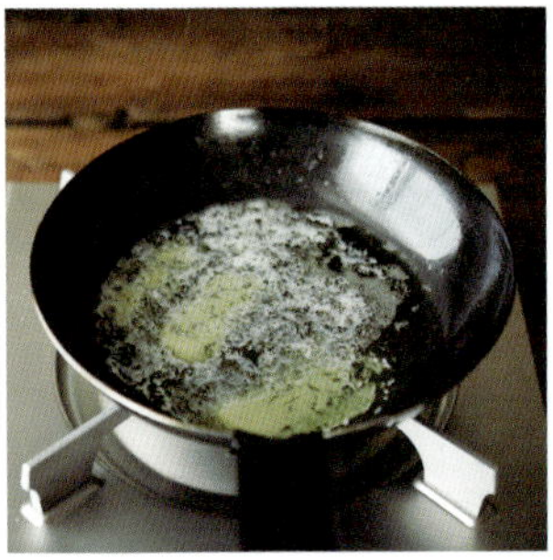

バターを溶かし、卵を割り入れる。

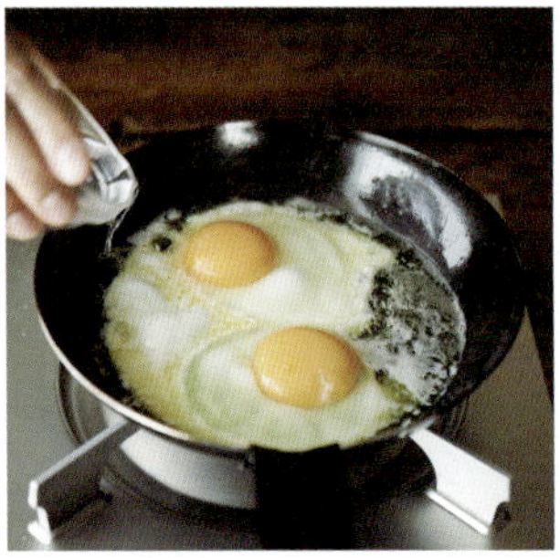

塩を振り、白身が固まったらお湯を入れる。

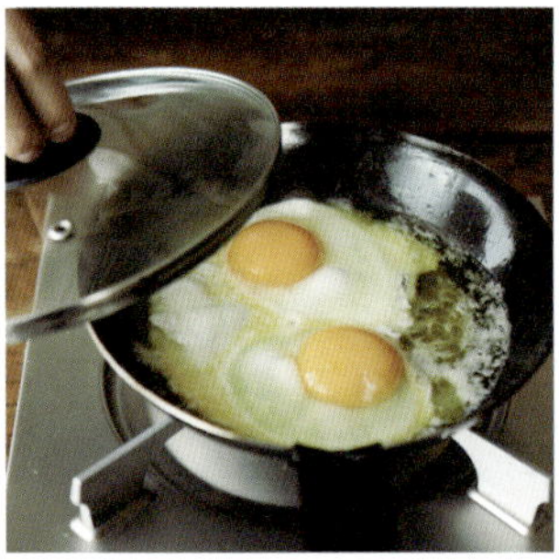

蓋をして、好みの状態まで弱火で加熱。

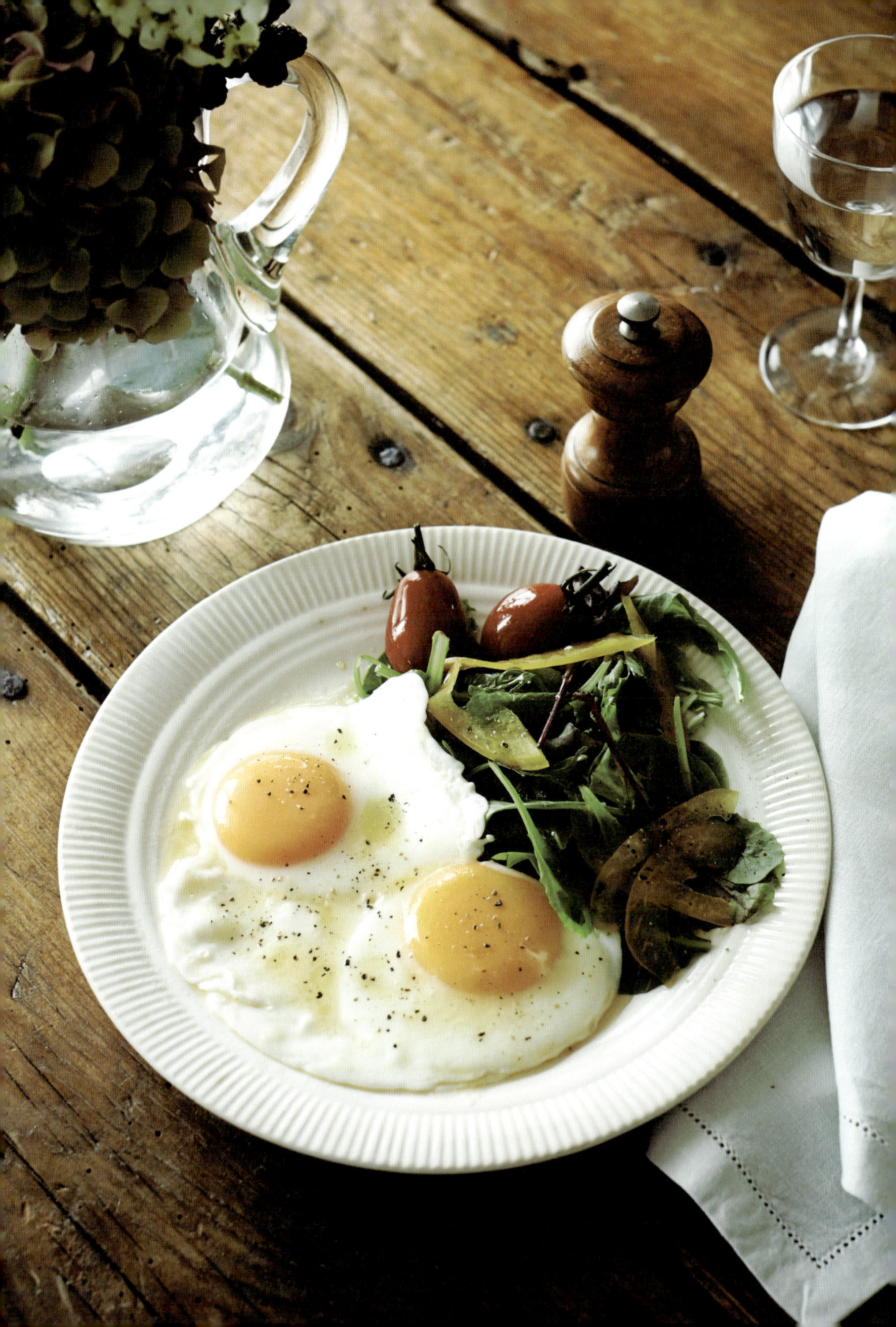

RECIPE 3

PART3

ココットエッグ

プリンのような食感なので、わが家の子供たちの大好物。
ディナーの最初の一品として出しても、喜ばれますよ。

材料（1〜2人分）

卵 ……………………2〜4個
無塩バター……………… 適量
生クリーム
……（卵1個につき、大さじ1）
すりおろしたレモンの皮… 少々
海塩
…（ひとつまみ/卵1個につき）
黒胡椒………………… 適量
お湯 …………………… 適量

オーガストMEMO

ここではすりおろしたレモンの皮を香りづけに使いましたが、ドライハーブを散らしてもおいしいですよ。お好みのハーブでぜひ試してみてください！

作り方

1. オーブンを180℃に温めておく。
2. ココット容器の内側に薄くバターを塗り、海塩と黒胡椒を振り、それぞれの容器に卵を割り入れる。
3. 生クリーム大1を黄身のまわりに円を描くようにまわし入れ、すりおろしたレモンの皮をトッピングする。
4. ココット容器をオーブン用のトレーに載せ、トレーの1/3の高さまでお湯を張る。
5. 白身が固まり、黄身が好みの固さになるまでオーブンで焼く（15分〜20分程度）。

SALAD RECIPE

材料

ベビーリーフ……………1袋
ブロッコリー……………1/4個
乾燥わかめ…………… 大さじ2
【ドレッシング】
ひまわりオイル…… 大さじ2〜3
海塩 ……………… 小さじ1/4
黒胡椒…………………… 少々

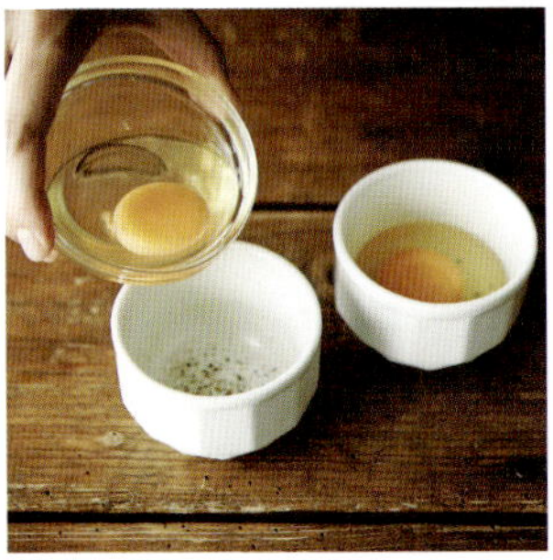

薄くバターを塗った容器に塩胡椒、卵を入れる。

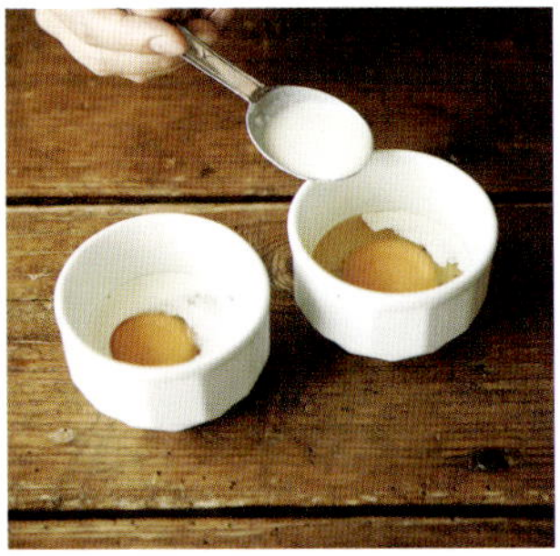

生クリームを入れ、レモンの皮をのせる。

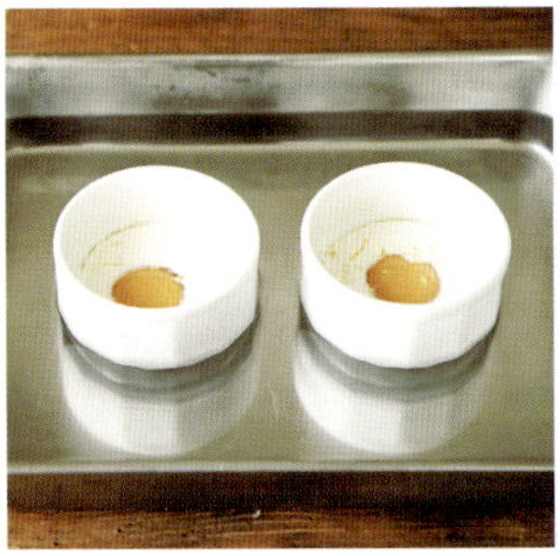

オーブンのトレーにお湯を張り、蒸し焼きに。

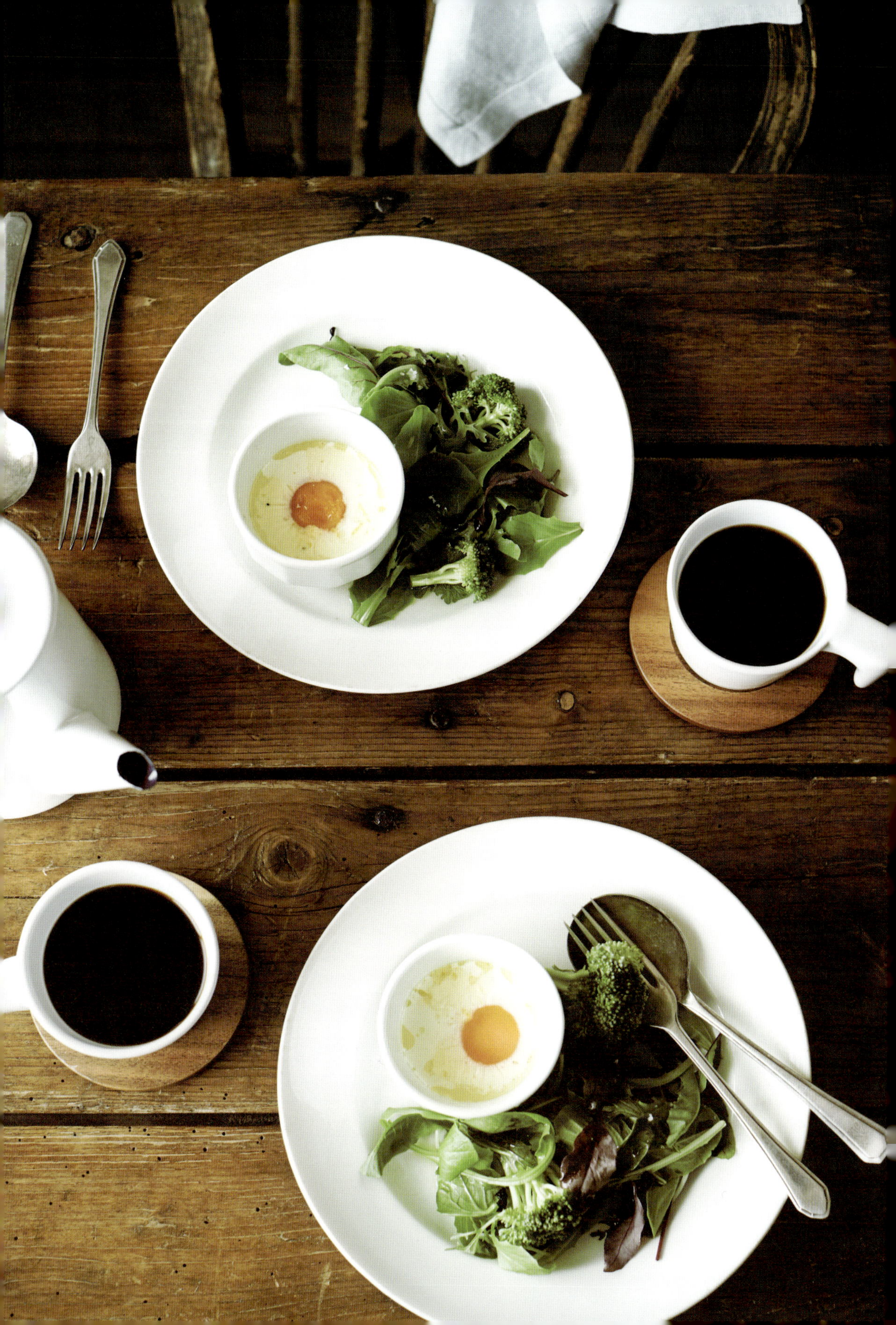

RECIPE 4

PART3

グラタン風　フライドエッグ

グラタン皿で焼く目玉焼きは「シャード　エッグ(Shirred　Egg)」といって、欧米では人気の卵メニュー。目玉焼きがぐっとオシャレに！

材料(2人分)

卵 ……………………2～3個
無塩バター
…(容器用)適量、(卵用)小さじ1
海塩‥(ひとつまみ/卵1個につき)
黒胡椒 ………………… 適量
(お好みで)生、またはドライのタラゴンかマジョラム

オーガストMEMO

ただの目玉焼きより手がかかった印象になり、上に散らす食材で、アレンジは無限！ランチのおもてなしにもお勧め。

作り方

1. オーブンを170～180℃に温めておく。
2. バターをグラタン皿の内側に軽く塗る。
3. 卵をグラタン皿に割り入れる。
4. 分量のバターを小さく切り、卵の上に散らす。
5. 白身が固まり、黄身が好みの固さになるまでオーブンで15～18分程焼く。
6. 海塩、黒胡椒を振り、お好みでハーブを散らす。

SALAD RECIPE

材料

ルッコラ ………………… 1袋
ラディッシュ …………… 2個
くるみ ………………… 適量
【ドレッシング】
ごま油 …………… 大さじ2～3
レモン果汁 ………… 1/2個分
海塩 ……………… 小さじ1/4

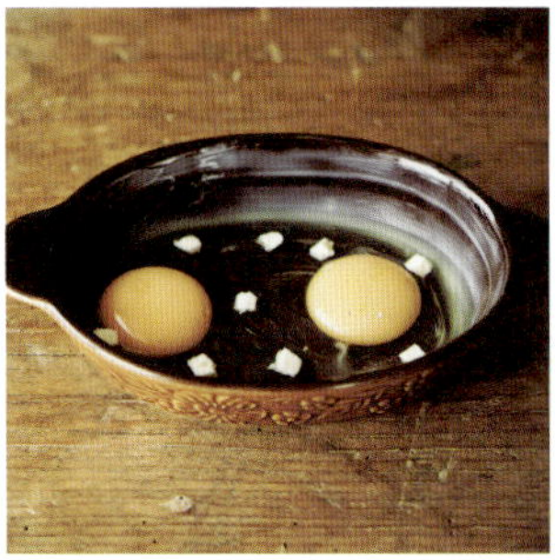

グラタン皿に割った卵に、バターを散らす。

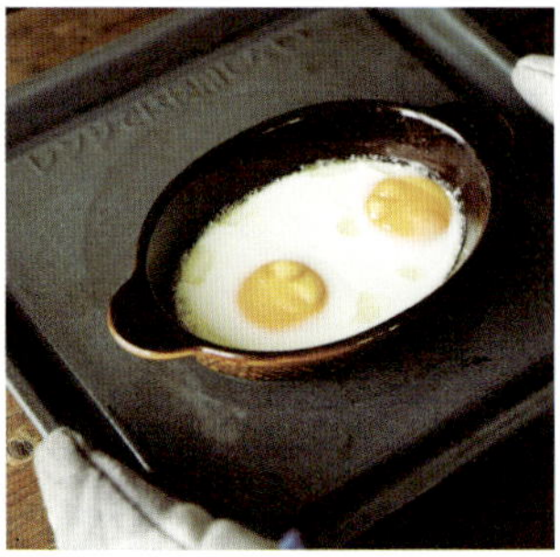

オーブンで15分程焼く。

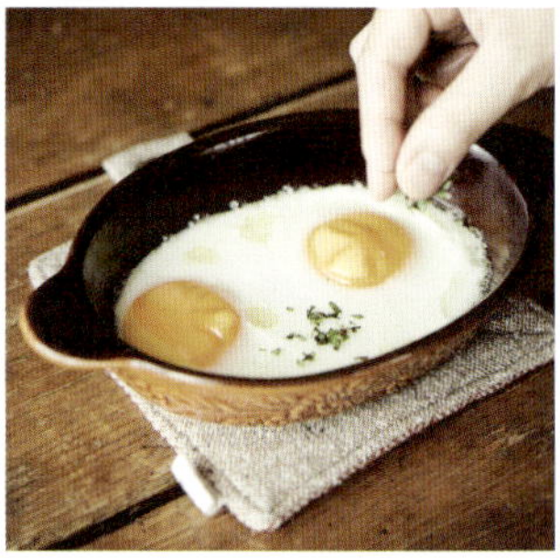

塩、黒胡椒、好みでハーブを散らす。

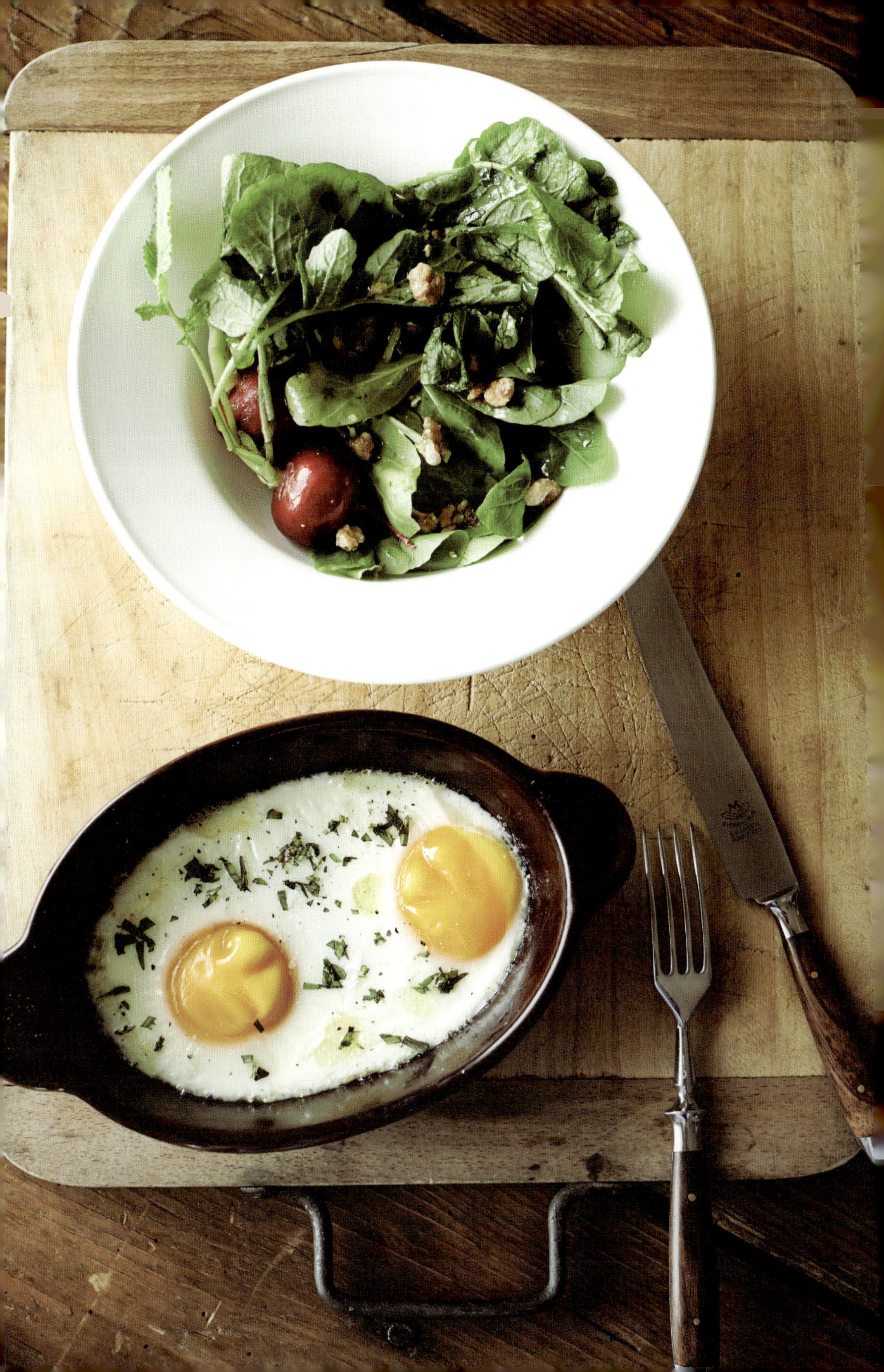

ポーチドエッグ

もしかしたら、卵料理で一番むずかしい料理かもしれません。
でも大丈夫、失敗しないオーガスト流の裏ワザをお教えします！

材料（1〜2人分）

卵 ……………………… 1〜4個
白ワインビネガー …… 大さじ3
海塩 …………………… 適量
水 ……………………… 適量

> オーガストMEMO
>
> どうしても白身がうまくまとまらない場合、割る前に沸騰したお湯に10秒間だけ入れてみてください。それからココットに割り入れてお湯に入れると、白身がきれいにまとまりますよ。

作り方

1. 鍋（深さ10cmくらいが理想）に半分の高さまで水をいれ、白ワインビネガーを加えて、沸騰させる。
2. 卵を冷蔵庫から出したらすぐに、ココット容器に割り入れる。
3. 沸騰した湯をおたまでかきまぜて流れを作り、その中にココット容器の中の卵を1つずつ、そっと入れる。
4. 弱火で約2分加熱する。
5. 穴のあいたおたまで、卵を1つずつすくいあげて水に入れる。
6. 食べるときに、お好みの量の海塩を振りかける。

SALAD RECIPE

材料

エンダイブ ……………… 適量
トマト …………………… 1個
パルミジャーノ ………… 適量
ケイパー ……………… 大さじ1
【ドレッシング】
エキストラバージン
オリーブオイル …… 大さじ2〜3
海塩 ……………… 小さじ1/4
黒胡椒 ………………… 少々

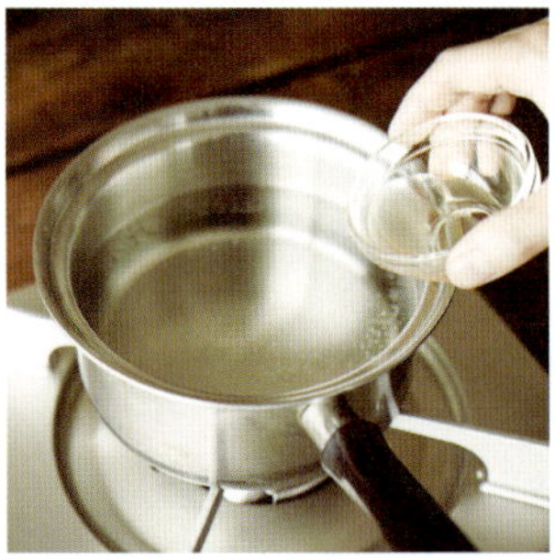

白ワインビネガーを入れた水を沸騰させる。

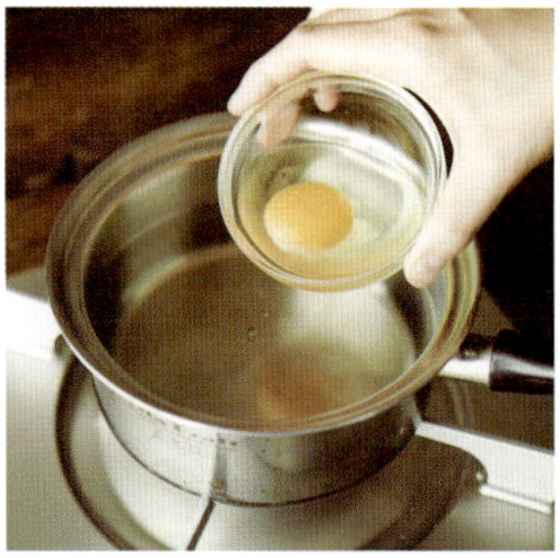

容器に割り入れた卵をそっと入れる。

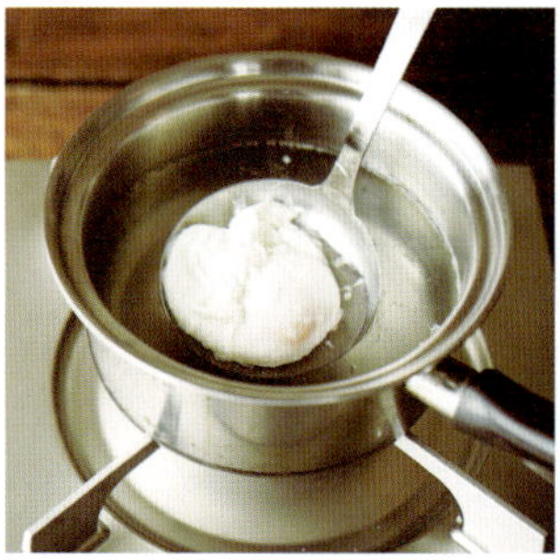

弱火で2分半加熱後、すくいあげる。

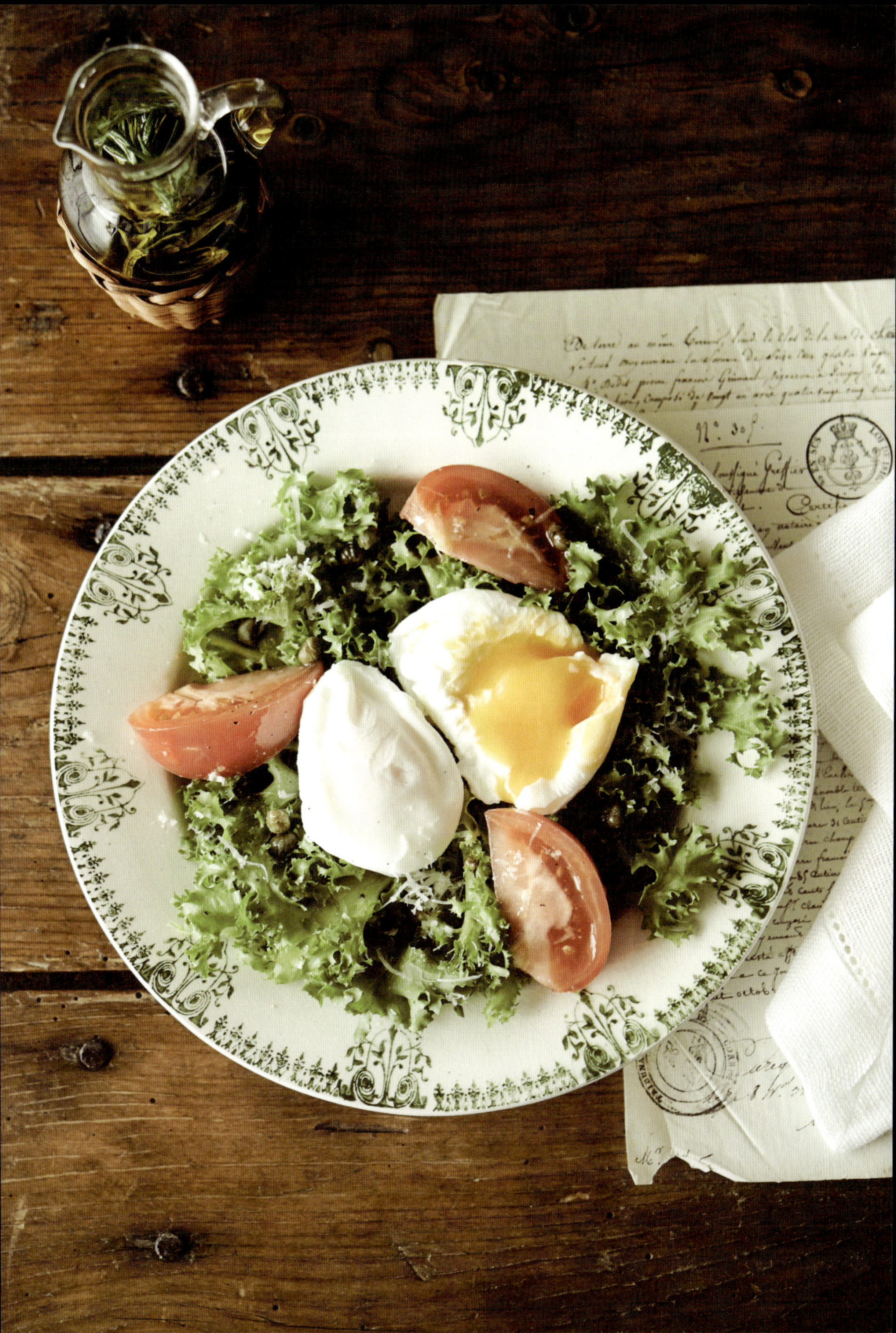

RECIPE 6

PART3

スクランブルエッグ・フレンチスタイル

アメリカの朝食は、スクランブルエッグがカチカチに固くて悲しくなります。
私の好みはクリーミィなフランス風。トーストにのせて食べると、最高！

材料（2人分）

卵 ……………………… 3個
無塩バター ……………… 30g
生クリーム ………… 大さじ1
海塩 ……………… ひとつまみ
黒胡椒 ………………… 適量

オーガストMEMO

泡立ててしまうと卵が空気に触れ、酸化しやすくなるので、ここでは栄養を重視してフォークで軽く混ぜています。ふんわりした食感を重視するなら、泡立て器で混ぜてもOK。

作り方

1. ボウルに卵を入れ、フォークで優しく黄身と白身を混ぜ、生クリーム、海塩を加える。
2. フライパンにバターを入れ、弱火で溶かす。
3. バターがフツフツ泡だってきたら卵を入れ、固まり始めたらすぐに、菜箸でやさしく混ぜる。
4. 弱火のまま混ぜ続け、まだ半熟の状態が残っているくらいのタイミングでお皿にあける。
5. 黒胡椒を挽いて振りかけ、生野菜を添えてすぐに食べる。

SALAD RECIPE

材料

グリーンリーフ ………… 適量
生ハム ………………… 30g
黄パプリカ ………… 1/2個
イタリアンパセリ ……… 適量
【ドレッシング】
エキストラバージン
オリーブオイル …… 大さじ2〜3
レモン果汁 ………… 1/2個分
海塩 ……………… 小さじ1/4
黒胡椒 ………………… 少々

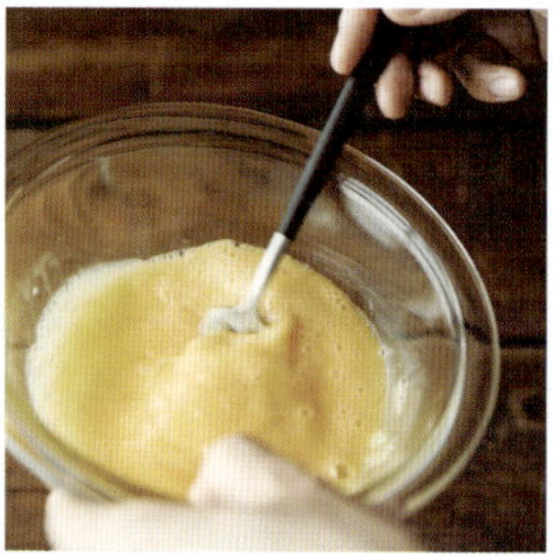

フォークで混ぜ、生クリームと海塩を加える。

→

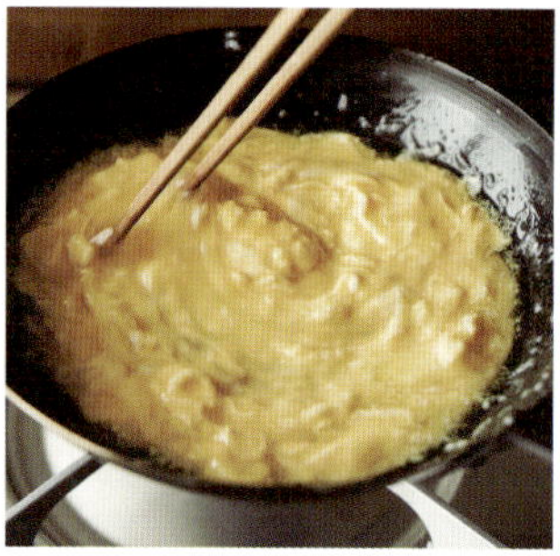

バターを溶かし卵を入れ、固まり始めたらすぐ菜箸で混ぜる。

→

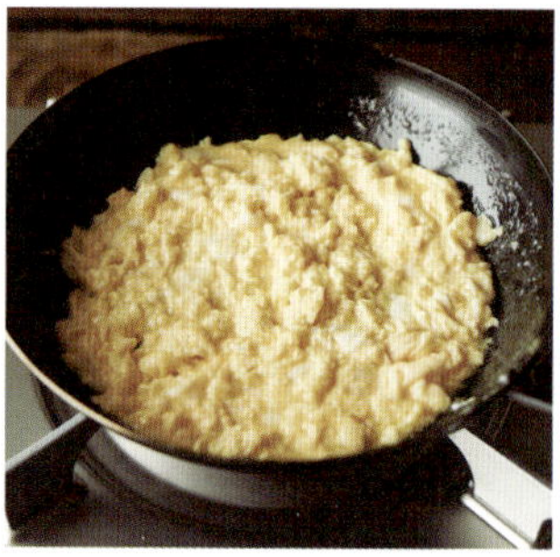

半熟状態でお皿にあける。

→

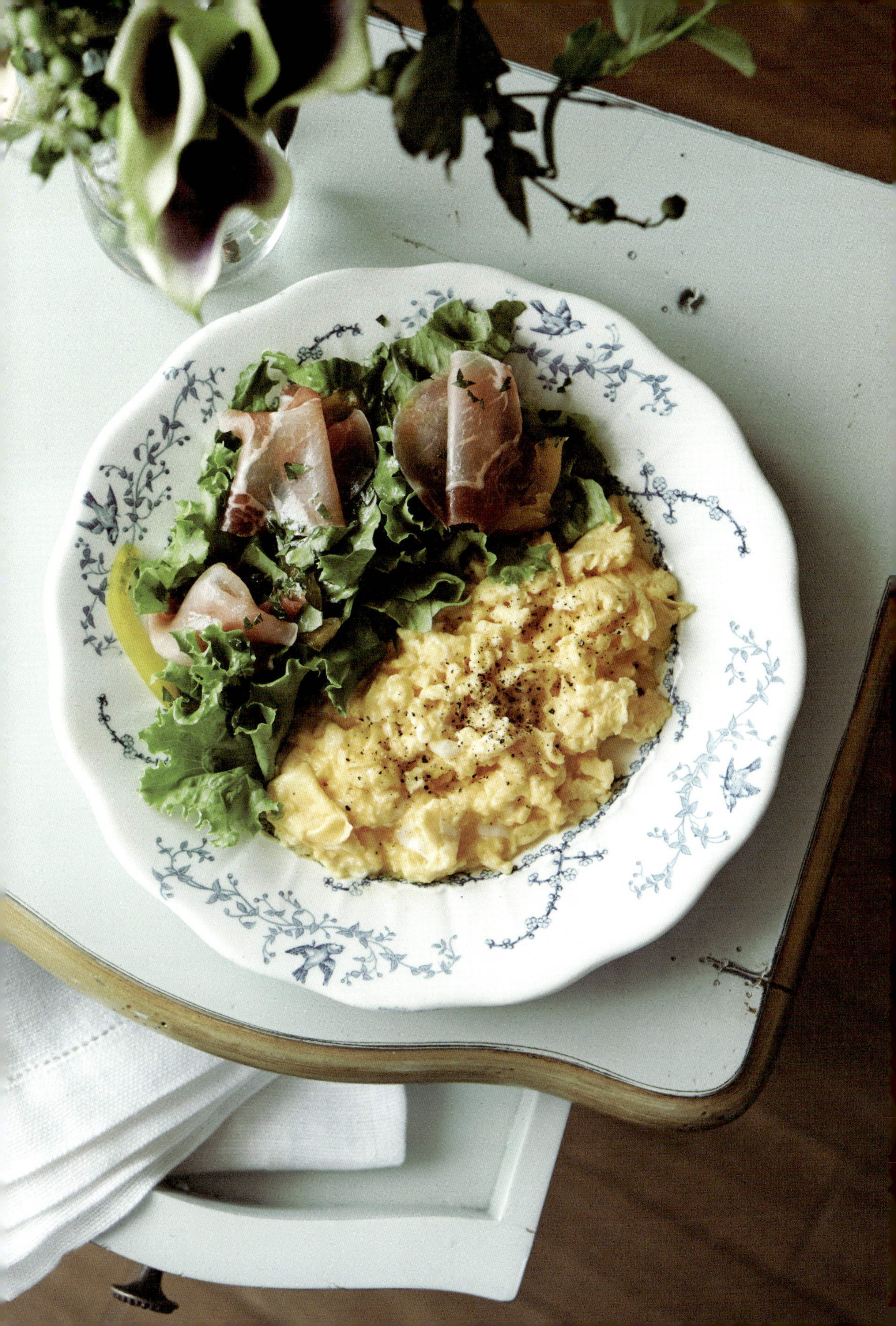

TELL ME! AUGUST

教えて！オーガスト2

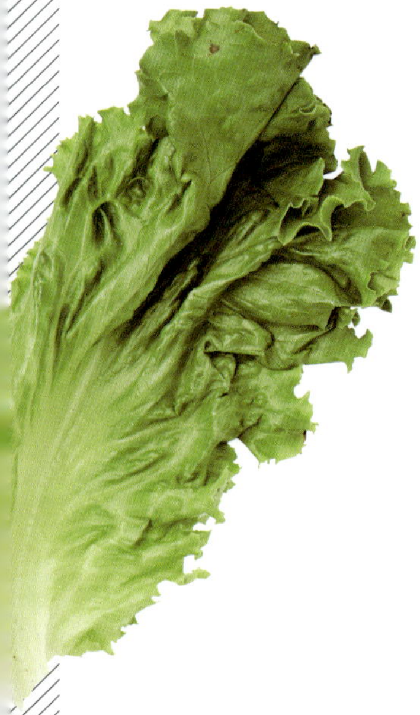

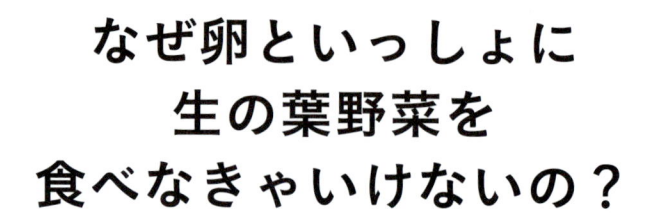

QUESTION

なぜ卵といっしょに生の葉野菜を食べなきゃいけないの？

A 体内のpHバランスを整えるためです。

卵などの**たんぱく質は、分類すると酸性**。酸性食品だけを摂取すると、体内のpHバランス調整のために、体内に蓄積されているアルカリ性ミネラルなどが消費され、体に大きい負担をかけます。だから**アルカリ性である生野菜といっしょに食べる必要がある**のです。

QUESTION

葉野菜は、どんなものがいいのでしょう？

A ベビーリーフや水菜、ルッコラ、パセリ、バジルなど、できるだけ緑の色の濃いものがいいでしょう。緑の濃い葉野菜に多く含まれるクロロフィルは、体内の毒素を排出してくれる効果に優れているからです。スピルリナや大麦若葉の青汁が、水銀などの有害な重金属を排出するというデータもあります。

QUESTION

なぜ葉野菜がいいの？

A 葉野菜は超アルカリ性なので、量的に少なめでも効率的にpHを調整できますし、食物繊維やクロロフィルが豊富だからです。

QUESTION

生野菜は苦手だから火を通した野菜でもいい？

A 生のまま食べたほうが、消化吸収に役立つ酵素や、老化を防ぐ抗酸化物質が失われず、そのまま摂れます。その結果、体内で消費される酵素が節約され、若さを保つホルモンをつくる余裕が生まれるんです。

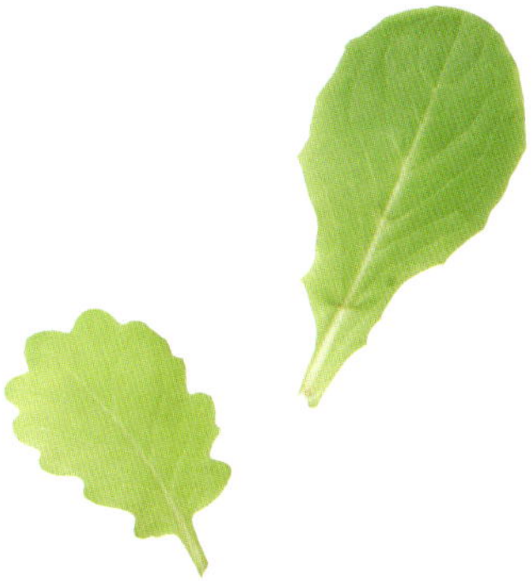

PLUS GREEN SALAD

QUESTION

昔の人は、生野菜は体に悪いと言っていたそうですが…？

A 今の私たちの生活は昔と違い、大量の化学物質に囲まれていて、どんなに気をつけても毒素や汚れが毎日、体内に入り蓄積していきます。そのままでは、それを処理することに大きなエネルギーが使われ、新陳代謝に必要なエネルギーが足りなくなって、老化が進んでしまいます。ですから現代生活では、常に葉野菜で体内クレンジングすることが、若さを保つためには絶対に必要なのです。

葉野菜で
デトックスすると
体が軽くなり、
肌のツヤもよくなりますよ！

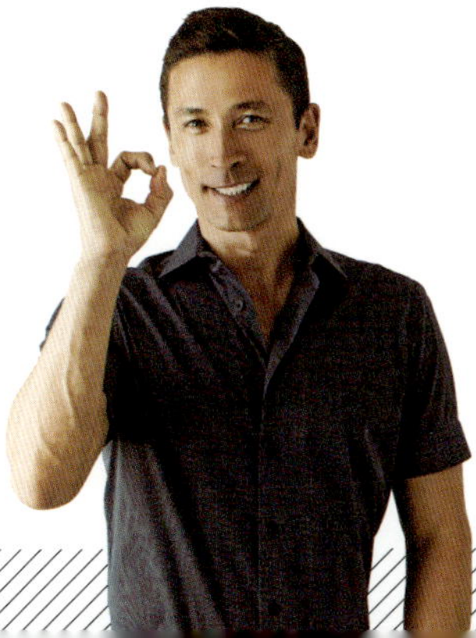

TELL ME! AUGUST

教えて！ オーガスト3

BUTTER

QUESTION

バターをたくさん使うレシピが多いけど健康に悪いのでは…？

A

バターはむしろ、たくさん摂って欲しい食品です。

じつは私のレシピでは、意識してバターを多く使うようにしています。「バターは動物性脂肪で飽和脂肪酸が多いため、摂りすぎると体に悪い」というイメージを抱いている人が多いと思いますが、**バターと卵をいっしょに摂ってもコレステロールが上がらない**こと、むしろ**健康にいい食品**であることがわかってきたからです。あるジャーナリストが、飽和脂肪酸に関するあらゆる論文（80以上の学会、約50万人を対象にした調査）をチェックしたところ、バターと心臓病との関連を裏付ける論文はひとつもなかったそうです。

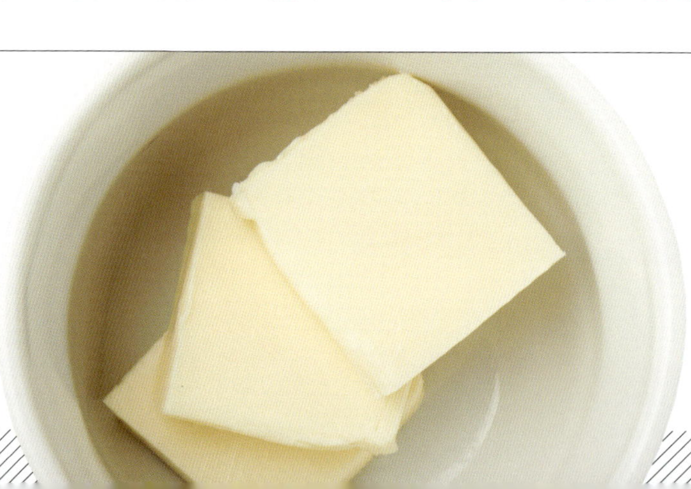

＼バターを使う理由❶／

バターは熱で酸化しにくい。

料理に使う油は、熱で酸化しがちです。でも飽和脂肪酸は熱によって酸化しにくい性質があり、加熱調理に向いている脂肪。飽和脂肪酸を豊富に含むバターを使用すれば、熱で酸化した油を摂る危険が軽減します。

＼バターを使う理由❷／

卵がさらにおいしくなる。

バターは卵と味の相性がよく、バターを使うことでおいしさがレベルアップします。その結果、健康にいい卵をたくさん摂ることができるようになります。

＼バターを使う理由❸／

バターには素晴らしい栄養がある。

バターには、ビタミンA、E、Dなどの脂溶性ビタミンが豊富。特に美肌にいいといわれるビタミンAは油脂類の中では最も豊富で、ミネラル類も豊富です。またつい最近、免疫を高める働きがあるといわれるラウリン酸も含まれていることがわかりました。

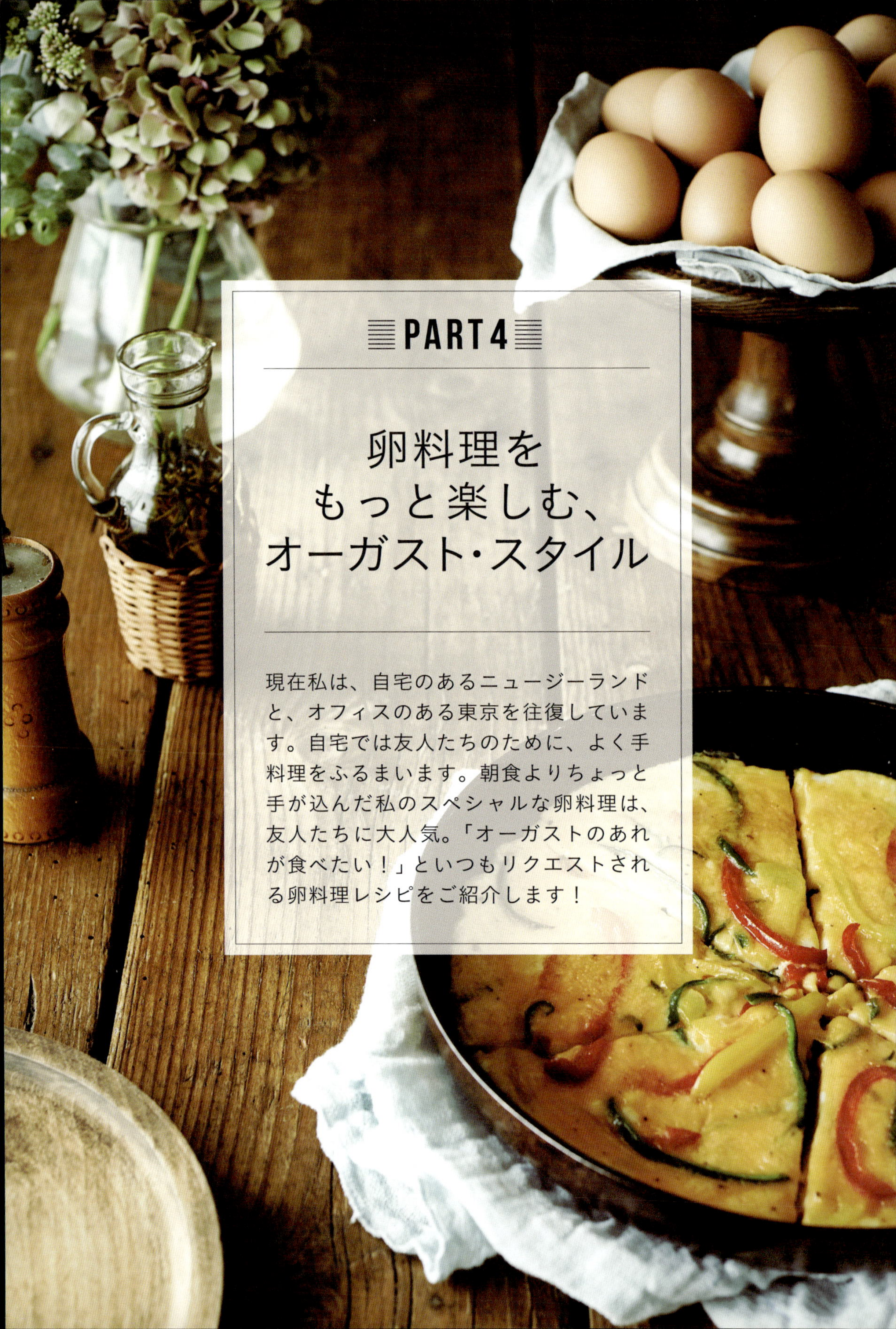

PART 4

卵料理を
もっと楽しむ、
オーガスト・スタイル

現在私は、自宅のあるニュージーランドと、オフィスのある東京を往復しています。自宅では友人たちのために、よく手料理をふるまいます。朝食よりちょっと手が込んだ私のスペシャルな卵料理は、友人たちに大人気。「オーガストのあれが食べたい！」といつもリクエストされる卵料理レシピをご紹介します！

AUGUST STYLE

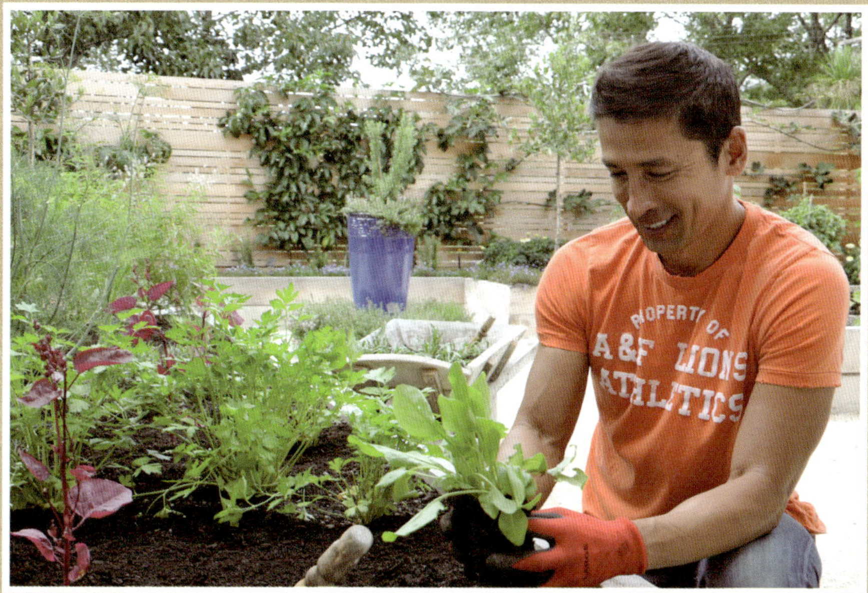

僕は毎日、こうして若さと健康をエンジョイしています

30代後半に一度ニュージーランドに移住したので、それを機に自家菜園を始めました。自分で作った野菜を収穫する時のうれしさって、格別ですよね。スーパーで手軽に買うこともできますが、自分の畑で収穫されたものにはひとつひとつ、ストーリーがあります。私は別にスピリチュアルなことを信じている人間ではありませんが、最高においしい瞬間まで待った野菜を収穫してすぐに食べる時、「生きている植物を食べると、その命を感じることができる」と思わずにはいられません。

August Hergesheimer

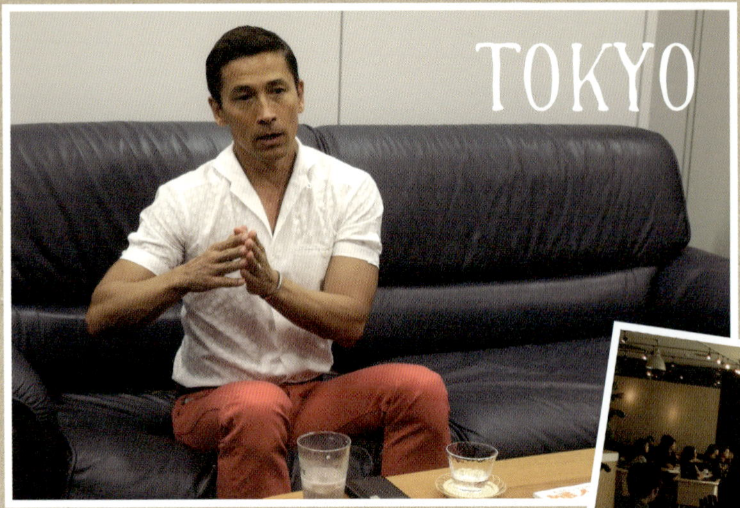

東京での私の仕事のメインの1つは、アンチエイジングのワークショップ。毎回、多くの方が参加してくださいます。

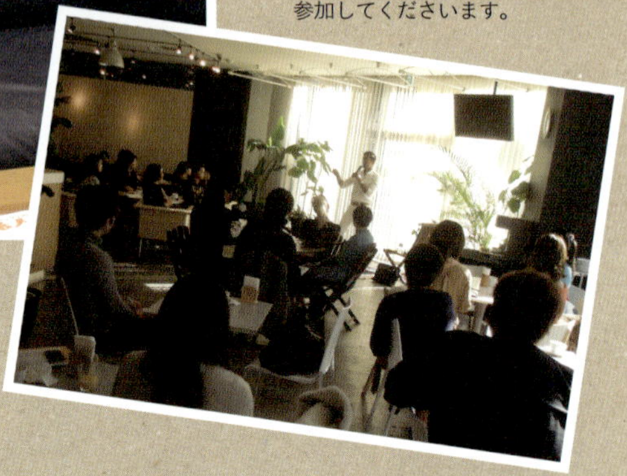

最近、雑誌やネットなどの取材が増え、健康に関する私のフィロソフィーが広まっているのを実感しています。

AUGUST STYLE

WORK OUT

自宅の裏庭で、愛犬のピノ（スタンダードプードル）と散歩。ピノも健康のため、家族と同じローフードです。

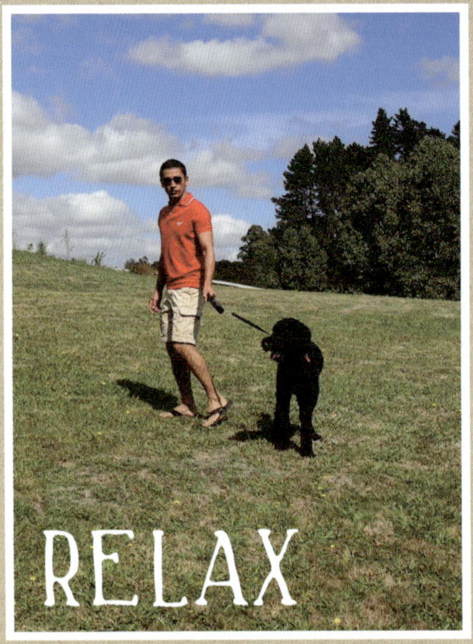

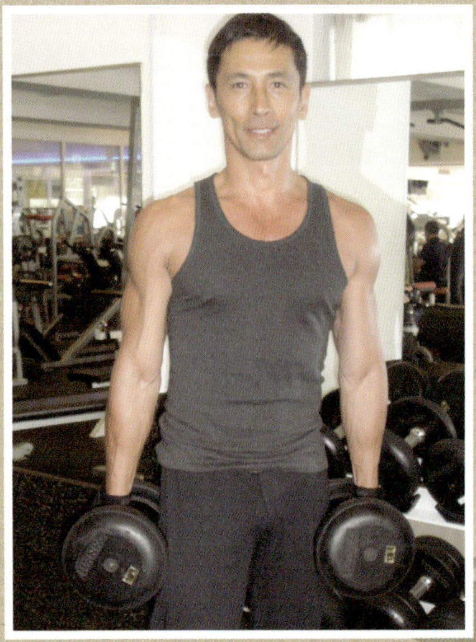

HIT(高強度インターバルトレーニング)という、短時間で効果が高い筋トレを週に３回行っています。

COOKING

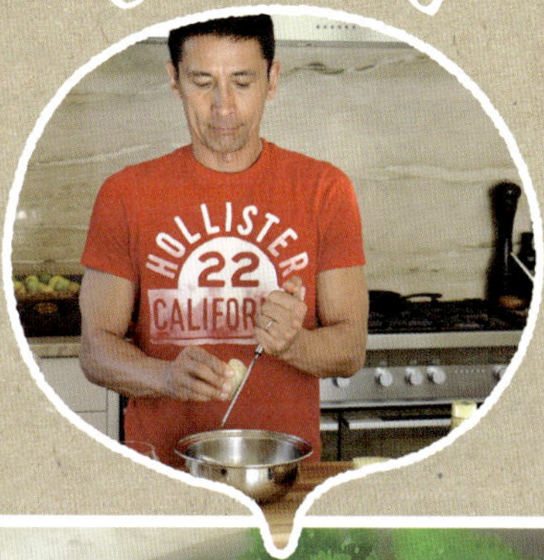

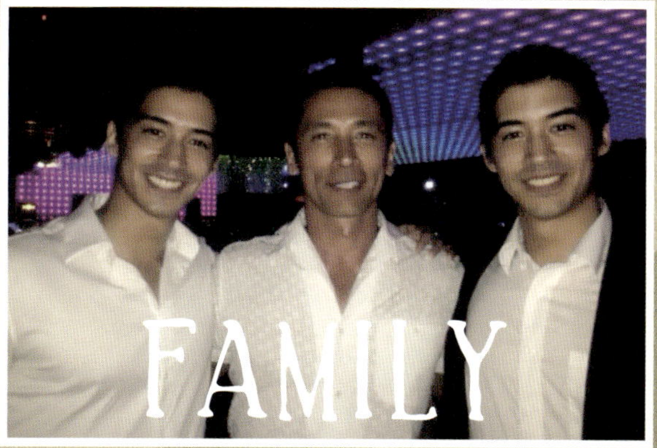
FAMILY

東京在住の長男・次男（双子・26歳）と。たまに兄弟に間違えられますが、「従兄」ということにしています（笑）。

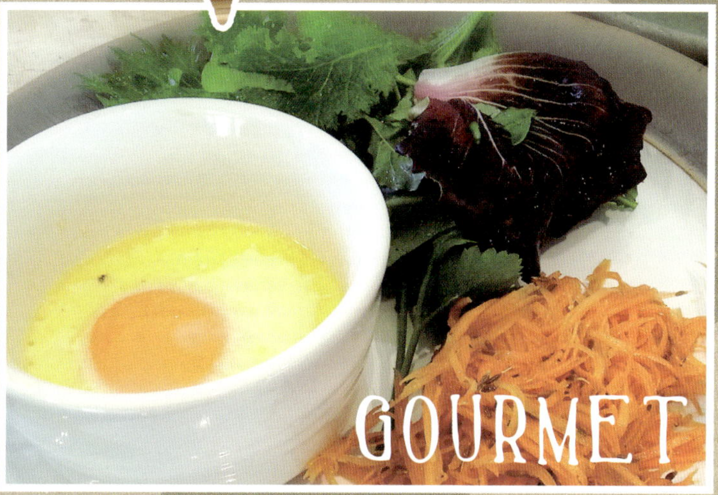
GOURMET

キッチンでは妻がボスなので（笑）私は朝食担当。サラダは緑の野菜を摂るのが目的なので、ごくシンプルです。

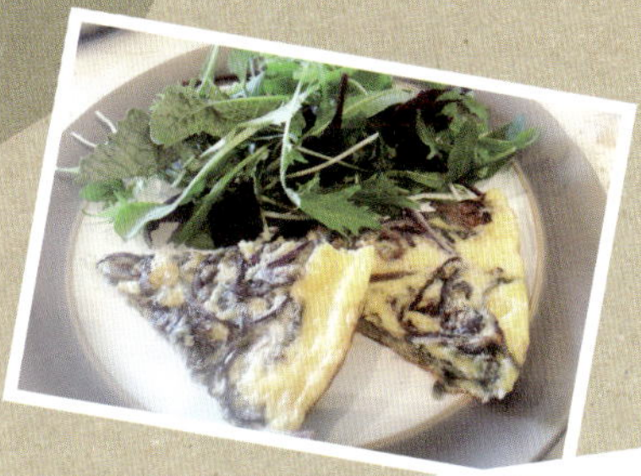

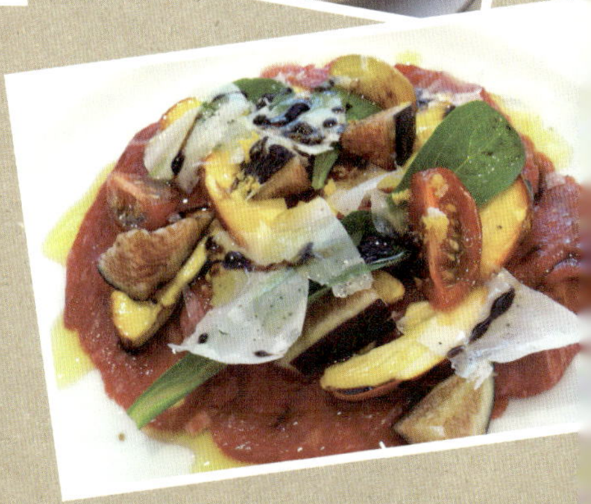

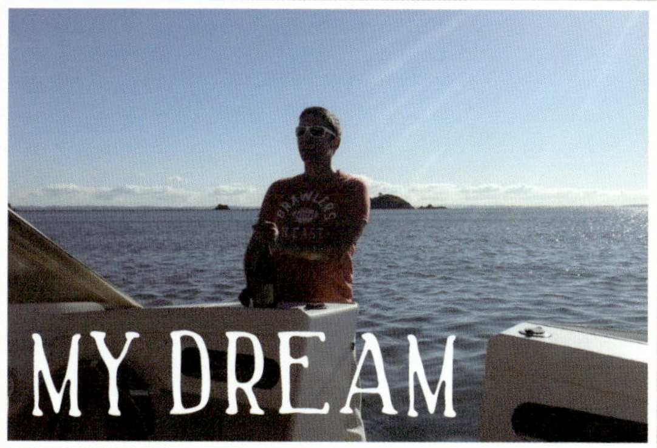
MY DREAM

私の愛船「ベネツィア号」で。いつかは身の回りのものをすべて整理して、このボートで生活するのが私の夢です。

RECIPE 1

PART4

バニラ風味の
ソフトボイルドエッグ

卵には必ず、なにか味付けが必要だと思っていませんか？
これは、“香り”だけで卵を味わう、スペシャルな料理です。

材料（2人分）

卵 …………………… 2〜4個
バニラビーンズ
…………… 1〜2本（縦に割る）
（お好みで）メープルシロップ
………………… 小さじ1〜2

作り方

1. バニラビーンズを入れたガラスの密閉容器（プラスチックはNG）に卵を入れ、バニラの香りが卵の殻に浸透するまで、24時間程度冷蔵庫に入れる。
2. 取りだした卵で半熟卵を作る。（作り方はP.32参照）
3. ゆでた卵を殻のままエッグスタンドに入れ、スプーンが入るように上を1cmほど横に切る。この時、最初にペティナイフを小刻みに動かして殻に刻み目を入れ、そこに刃先を入れていくようにすると、きれいにカットできる。
4. スプーンで中身をすくって食べる。

オーガストMEMO

卵をカットしてメープルシロップをたらすと、フレンチトーストのような味わいになります。シロップは卵1個に対して小さじ1くらいが目安。

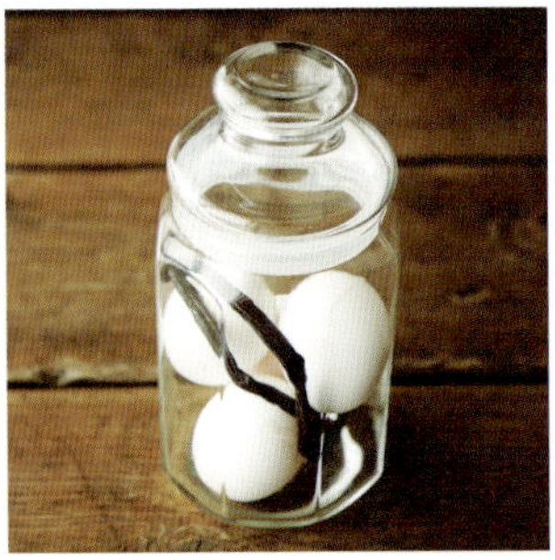
バニラビーンズと卵を、同じ容器で一昼夜冷蔵庫に。

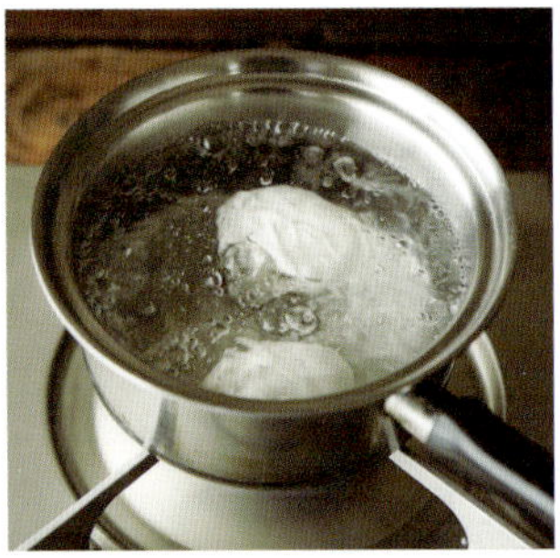
半熟卵を作る。

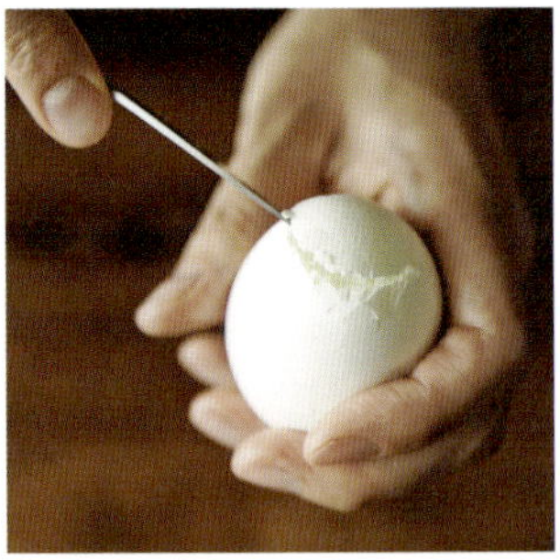
上を1cmほどカットして食べる。

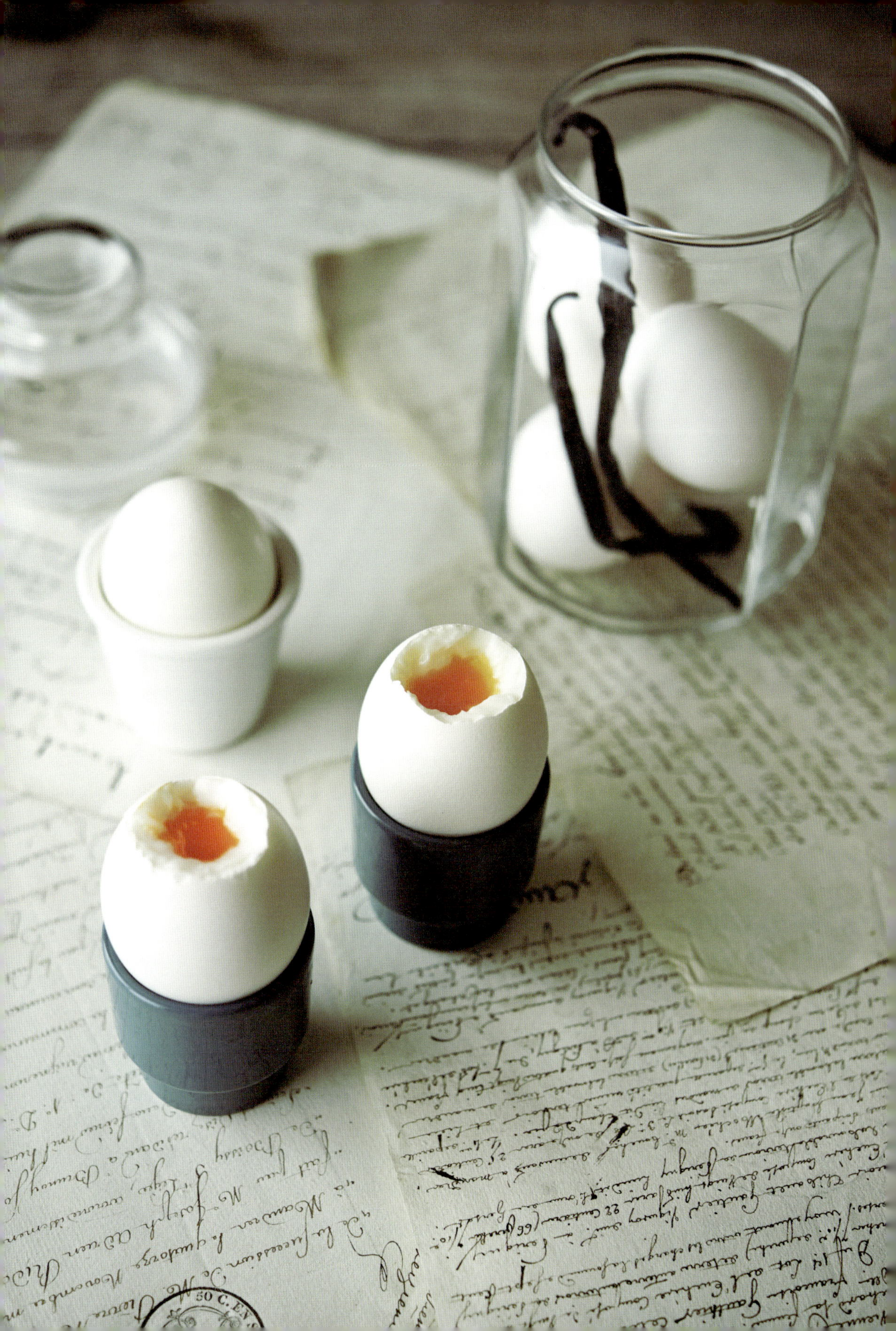

RECIPE 2

PART4

アジアンティーエッグ

パーティーの前菜にこれをカットして出すと、
みんな「自家製ピータン!?」とビックリ。
子供には「恐竜の卵だよ」といって出すと、盛り上がります！

材料（1〜2人分）

卵 ・・・・・・・・・・・・・・・・・・・・・・・・・ 2個
しょうゆ・・・・・・・・・・・・・・・・・・30ml
（お好みで）ドライシェリー・・30ml
八角 ・・・・・・・・・・・・・・・・・・・・・・・ 1個
オレンジの皮・・・・・・・・ ひとつまみ
水 ・・・・・・・・・・・・・・・・・・400〜500ml
（卵がかぶるくらいの量）
ウーロン茶又は色の濃いアジア系のお茶のティーバッグ ・・・・・・ 1個

作り方

1. P.32の要領で固ゆで卵を作り、完成したら水に入れ、さわれるようになるまで冷ましておく。
2. その間に、鍋に水、しょうゆ（好みでシェリーを加えてもよい）、八角、オレンジの皮を入れ、中火にかけながら混ぜ、沸騰させる。
3. **2**にティーバッグを加え、色が出るまで煮だす。
4. 冷めた卵の殻をスプーンの腹でやさしく叩き、いくつかの亀裂を作る。
5. **4**の卵をスプーンにのせ、ゆっくりと注意深く**3**の鍋に入れる。
6. 蓋をし、弱火で15分加熱した後、火からおろして蓋をしたまま室温で45分ほどおく。
7. 鍋の熱が冷めたら、蓋をしたまま鍋ごと冷蔵庫に入れ、一晩おいて味を染み込ませる。
8. 卵を取り出して殻をむき、バットの上にならべて卵を乾かした後、半分にカットして食べる。

オーガストMEMO

お茶の色が濃いほど、きれいに模様がつきます。私はこれを1/4に切って、サラダに乗せてごま油をかけて食べるのも好きです。

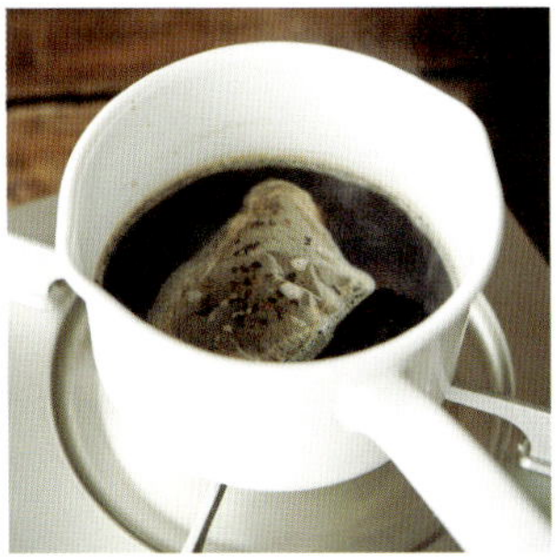

調味料＋水を沸騰させ、ティーバッグを濃く煮だす。

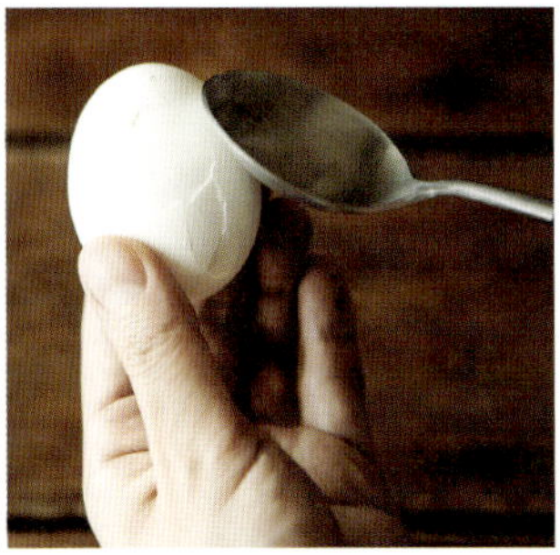

冷やした固ゆで卵の殻を叩いて亀裂を作る。

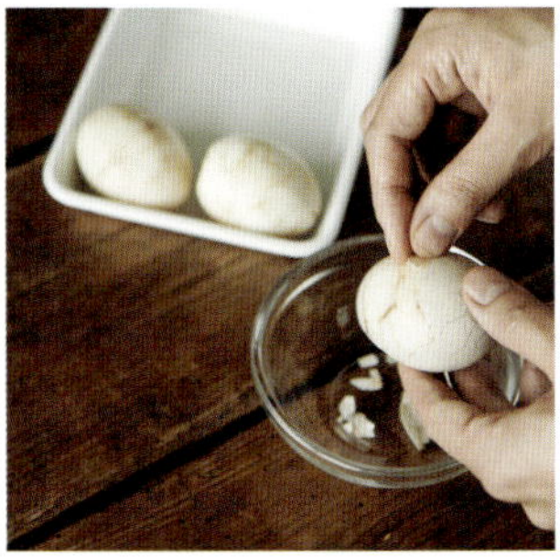

煮出し汁に入れて加熱後、一晩おいて殻をむく。

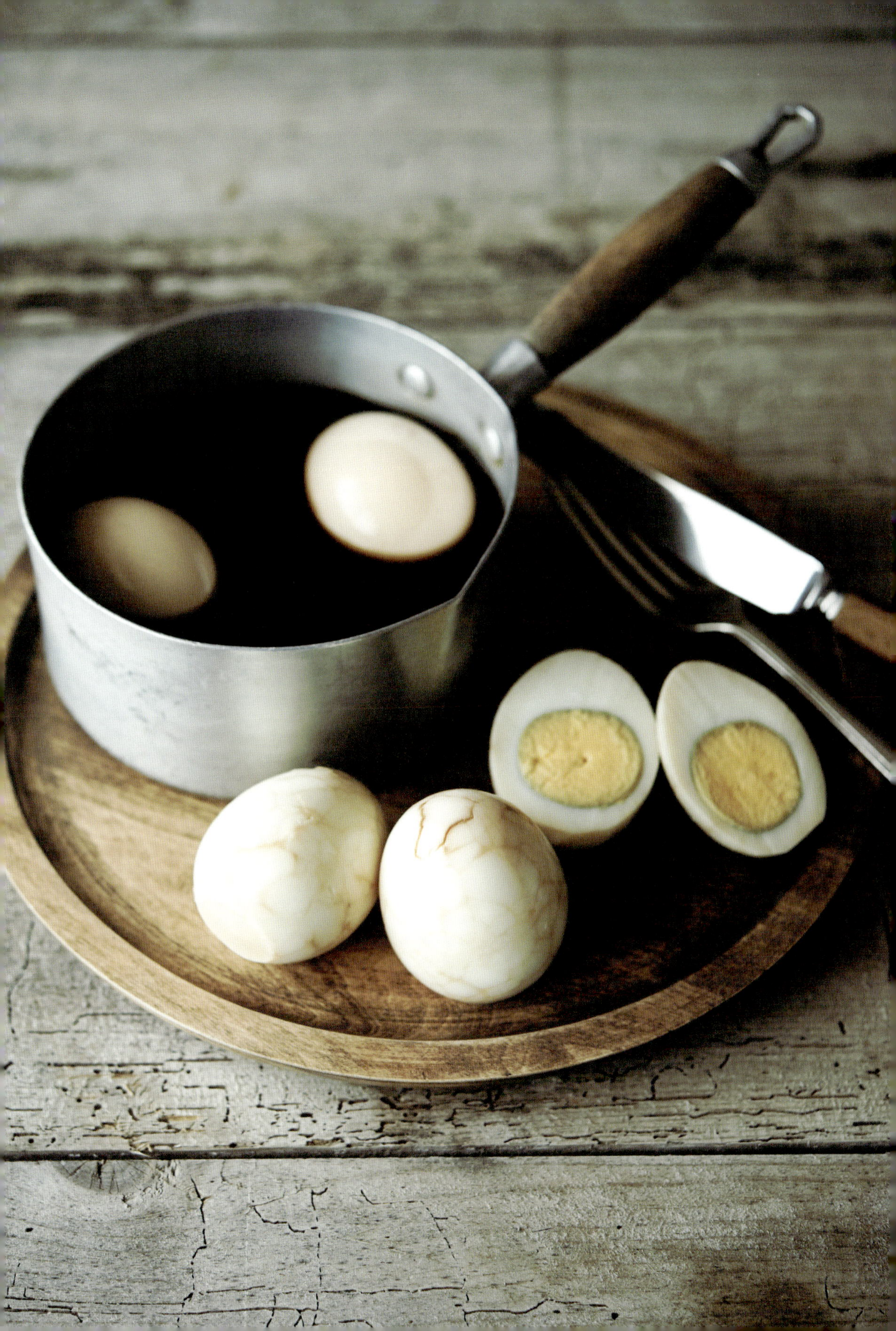

RECIPE 3

パルミジャーノ&ローズマリーの スクランブルエッグ

P.42 のスクランブルエッグがフランス風なら、これはイタリア風。
イタリアンワインのおつまみにもぴったりです！

材料（2人分）

卵 ･････････････････････････ 4個
無塩バター･･････････････････ 30g
生のローズマリー･････ 小さじ1/2
※ドライローズマリーの場合
･････････････････････ 小さじ1/4
パルミジャーノ
･･････････ 30g（粗くすりおろす）
黒胡椒･････････････････････ 適量

作り方

1. ボウルに卵を割り入れ、パルミジャーノを入れよく混ぜる。
2. フライパンにバターを入れ、弱火で溶かす。
3. バターがフツフツと泡だってきたら**1**の溶き卵とローズマリーを入れる。
4. 約2分間、クリーミーになるまで菜箸で軽く混ぜ続ける。
5. 黒胡椒を挽いて振り、すぐに食べる。

オーガストMEMO

パルジャミーノとローズマリーは、イタリアンのクラッシックな組み合わせ。チーズはハードタイプなら、ほかの種類でもOKです。

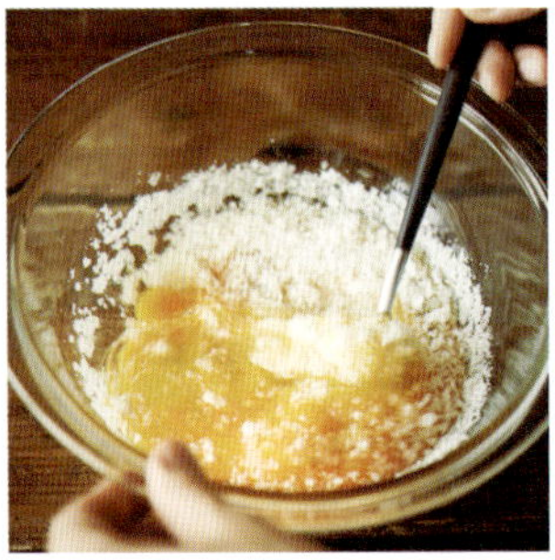

卵とパルミジャーノをよく混ぜる。

→

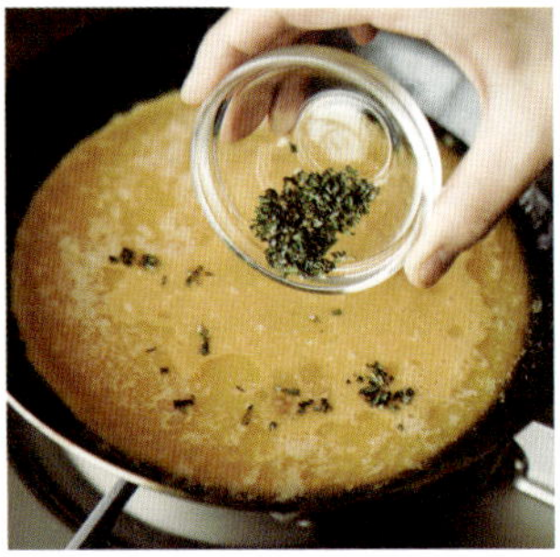

バターを溶かし、卵とローズマリーを入れる。

→

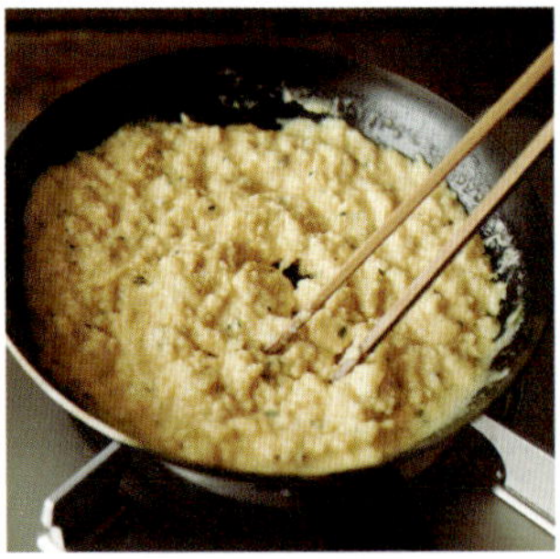

菜箸で混ぜ続け、黒胡椒をかける。

→

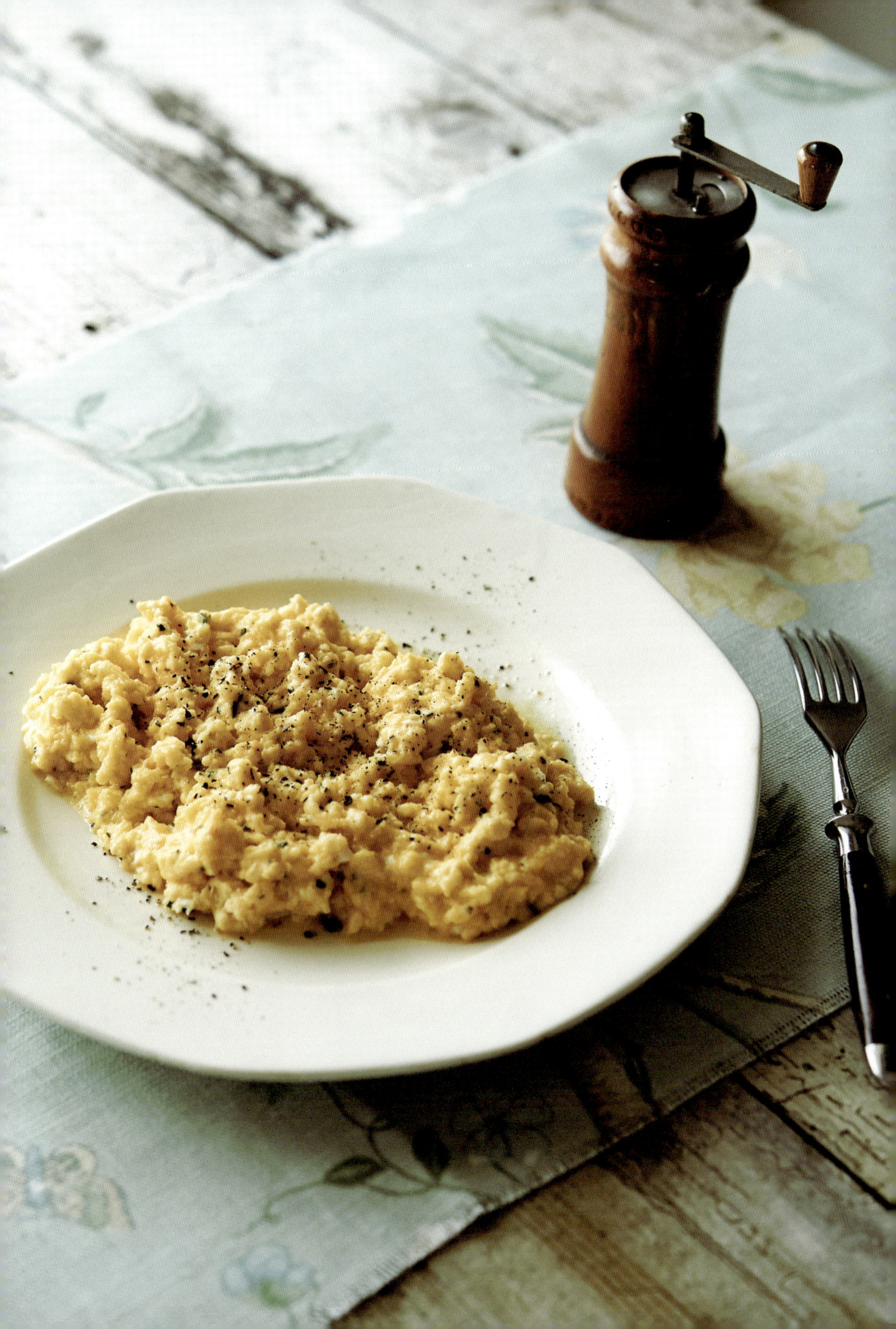

フェットチーネの
スクランブルエッグ風

チーズ、卵、にんにくのコンビネーションが生み出す、魔法のような美味しさ！
スクランブルエッグよりも少しだけ柔らかい、カルボナーラに近い仕上がりです。

材料（2人分）

卵 ……………………… 4個
無塩バター……………… 50g
にんにく …… 1片（みじん切り）
パルミジャーノ
…………… 30g（すりおろす）
パセリ …. 大さじ2（みじん切り）
オレガノ .. 小さじ1（みじん切り）
※乾燥オレガノなら小さじ1/2
海塩 ……………… ひとつまみ
（パスタを茹でる用に別途塩が必要）
黒胡椒 ………………… 適量
フェットチーネ………… 150g

作り方

1. ボウルに卵を溶き、パルミジャーノ、パセリ、オレガノ、海塩、挽き立ての黒胡椒を入れ、かき混ぜる。

2. 大きめのフライパンにバターを入れ弱火で溶かし、にんにくを加えて1～2分炒めて香りが立ったら、フライパンを火からおろしておく。

3. フェットチーネをパッケージの表示よりいくぶん固めにゆでたら、**2** のフライパンに入れ、再び弱めの中火で1分ほど加熱する。

4. フェットチーネを覆うように **1** の卵を流し入れ、中火～弱火で卵がスクランブル状態になるまで優しく混ぜる。

5. ボウルに移し、大きく混ぜながら黒胡椒、お好みでさらにパルジャミーノ（分量外）を加えて混ぜ合わせる。

オーガストMEMO

最後に混ぜる時は、大きなスプーンかフォークを2本使い、空中でトスするようによく混ぜるのがコツです。

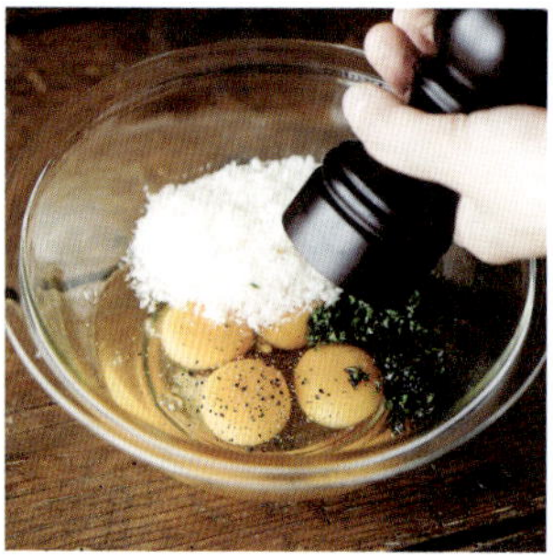

卵と材料をよくかき混ぜる。

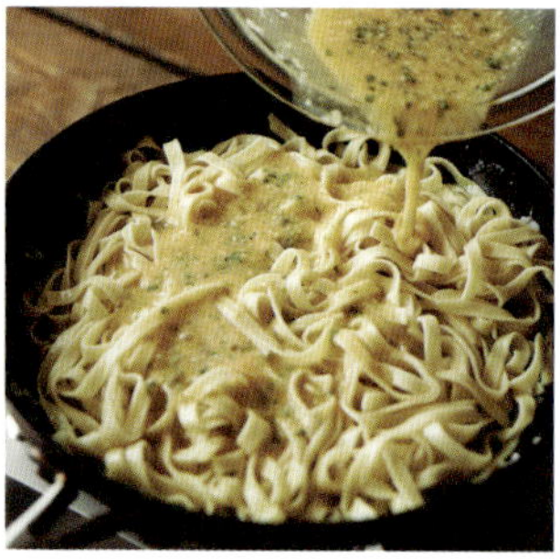

にんにくを炒めた鍋にフェットチーネ、卵を入れる。

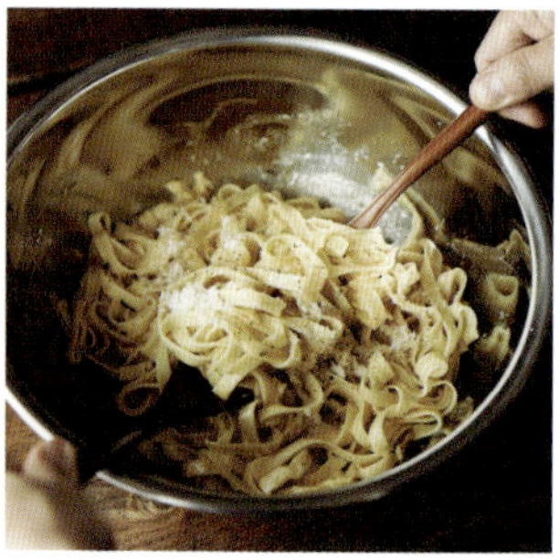

ボウルに移し、黒胡椒とパルミジャーノを混ぜる。

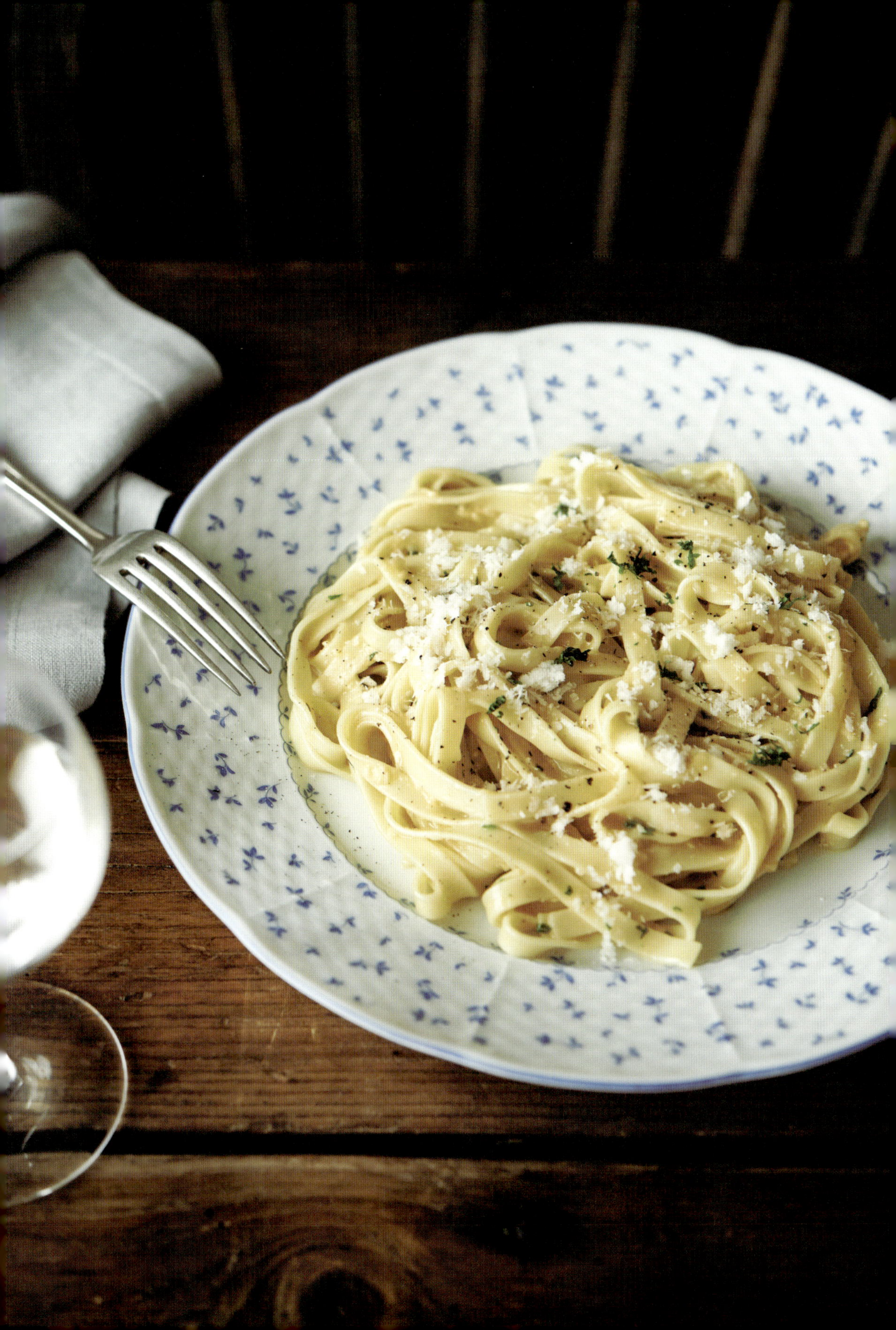

卵と茄子とトマトの
ミルフィーユ

これは少し時間がかかるので、日曜日のブランチにいただくことが多いメニュー。時には贅沢な気分で、茄子とトマトを二重にすることもあります。

材料（2人分）

- 卵 ……………………… 4個
- トマト ………………… 大1個（1〜1.5cm厚さの輪切り）
- 茄子 …………………… 1本（5mmくらいの薄い輪切り）
- にんにく …… 1片（みじん切り）
- エキスラバージンオリーブオイル ……………… 大さじ4
- 海塩 ……………… 2〜3つまみ
- 黒胡椒 ………………… 適量
- バター ………………… 20g

オーガストMEMO

トマトは、火を通し過ぎると水が出るので注意！ 炒めたトマトにアルミホイルをかけるひと手間で、香りがなじみ冷めにくくなります。

作り方

1. フライパンを2つ用意し、1つのフライパンにオリーブオイルを大さじ2入れ、中火にかける。
2. **1**のフライパンにスライスしたトマトを入れ、両面を焼く（片面1分程度）。
3. **2**のトマトを皿に移し、海塩と黒胡椒を挽いて振っておく。
4. **2**のフライパンににんにくを入れ、香りが立つまで弱火で加熱する（30〜45秒程度）。
5. **3**のトマトの上に**4**のにんにくを油ごとかけ、アルミホイルで覆っておく。
6. **4**のフライパンにオリーブオイル大さじ2を追加して中火にかけ、茄子が完全に油を吸って柔らかくなるまで、両面合わせて4〜5分焼く。
7. 茄子を焼いている間に、まだ使っていないもう1つのフライパンで、P.34の目玉焼きを作る。
8. ペーパータオルをひいた皿に茄子を置き、油をきる。
9. 盛り付け用の皿の真ん中に**5**のトマトを2枚を並べ、それぞれの上に**8**の茄子を好きな量だけのせる。トマト、茄子と重ねた上に**7**の目玉焼きをそれぞれのせる。好みで黒胡椒を挽いて振る。

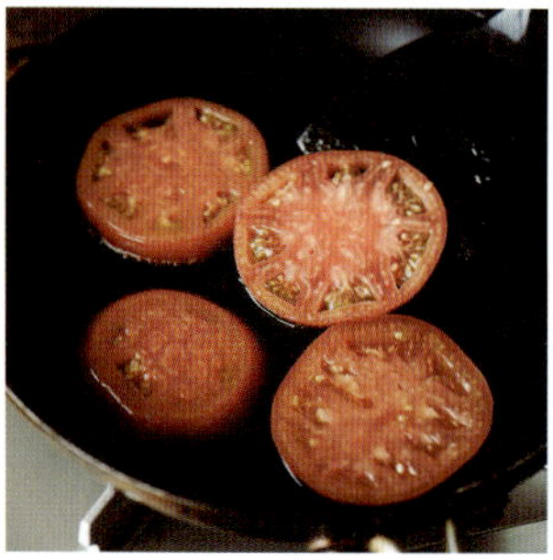

トマトをオリーブオイルで焼く。

→

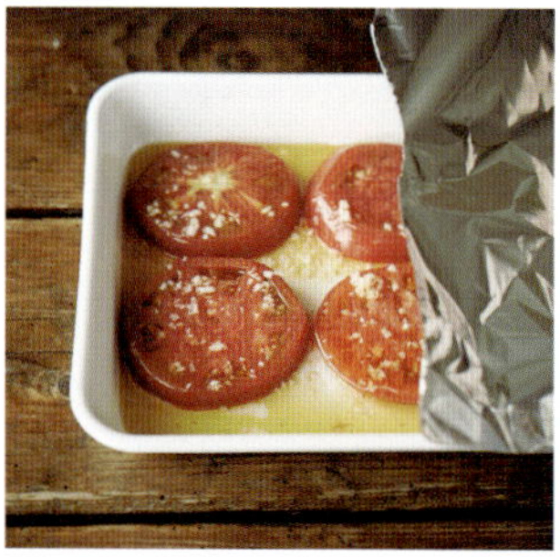

皿に移したトマトに海塩・黒胡椒と油をかけ、ホイルで覆う。

→

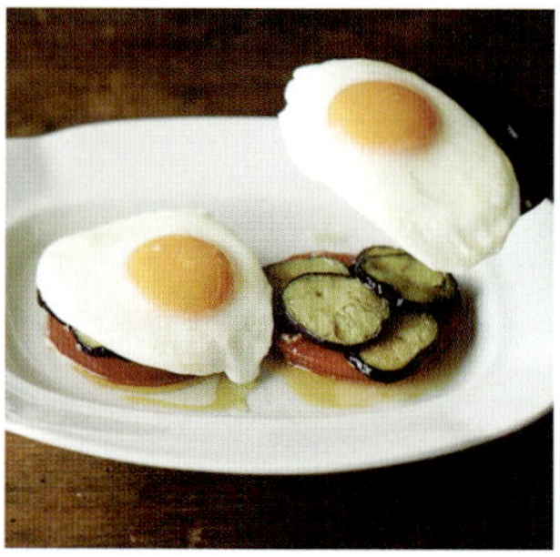

トマトの上に焼いた茄子、目玉焼きをのせる。

→

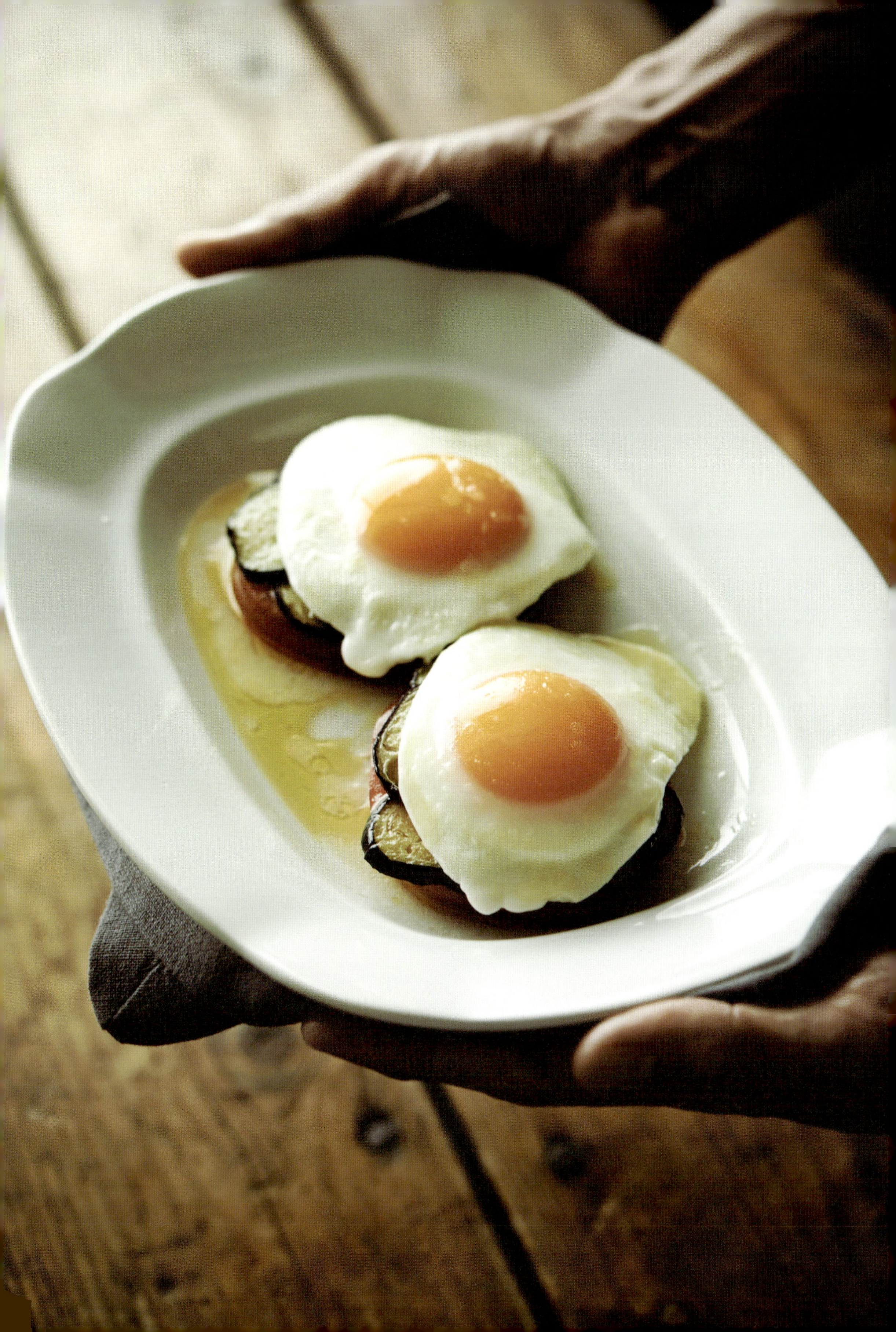

RECIPE 6

PART4

アボカドとトマトのオムレツ

アボカドは、卵ととても相性のいい食材です。
よく熟したものを選べば、クリーミィな食感がさらにマッチ！

材料（1人分）

卵 ……………………… 2個
無塩バター ……………… 30g
アボカドとトマト
……… 大さじ2（さいの目切り）
コリアンダーまたはパセリ
………… 大さじ1（みじん切り）
生クリーム ………… 大さじ1
海塩 ……………… 2つまみ
黒胡椒 ………………… 適量

作り方

1. ボウルに卵、生クリーム、海塩を入れ、よく混ぜる。
2. 別のボウルにアボカド、トマト、コリアンダー（またはパセリ）を入れ、黒胡椒を2回ほど挽いて振り、混ぜ合わせる。
3. フライパンにバターを入れ、弱火で溶かす。
4. バターが溶けフツフツ泡立ってきたら卵を混ぜ入れ、10～25秒ほど弱火にかける。
5. フライパンのふちの部分が少し固まってきたら、すぐにその部分をフライパンの中央に寄せる。
6. 弱火を保ったままこの作業を繰り返し、フライパンをゆらしながら約1分半～2分くらい加熱する。
7. フライパンの半分に**2**を均等にのせ、具が入っていない方を木べらを使って上にかぶせ、皿に盛り付ける。最後にフライパンに残ったバターをかける。

オーガストMEMO

フライパンをゆらす時は、底に均等に火があたるように動かしてください。

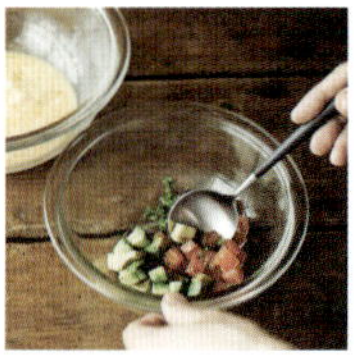

ボウルで具を混ぜておく。

↓

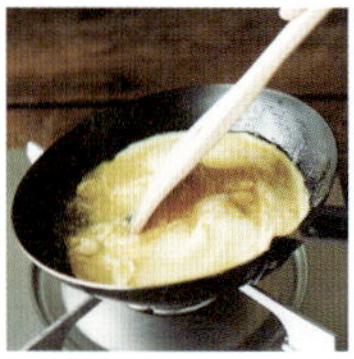

フライパンを傾けて火を調整し、卵を半熟にする。

↓

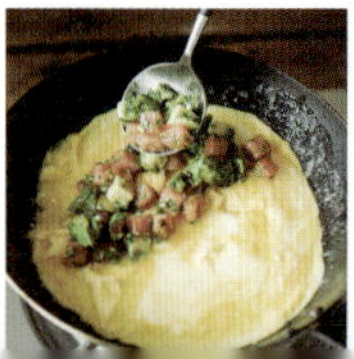

半分に具をのせ、残り半分をかぶせる。

→

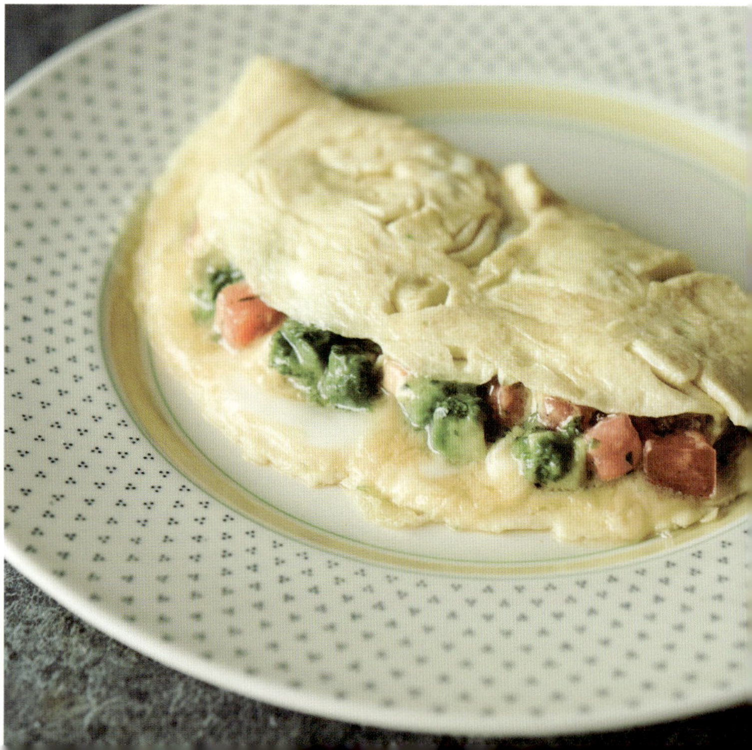

具を変えれば毎日でも！

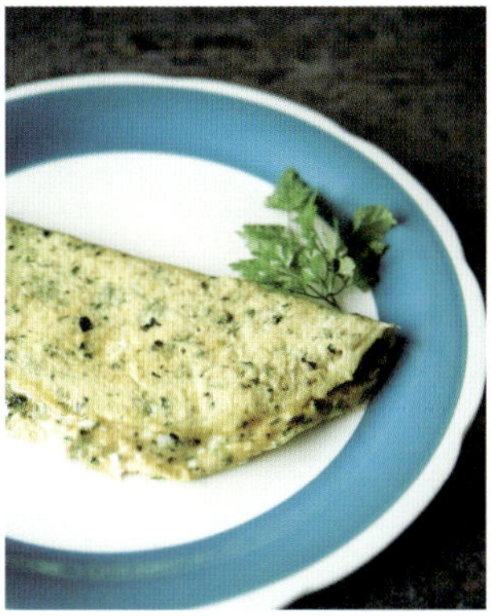

ハーブ入りオムレツ

材料（1人分）

※
- 卵 …………………… 2個
- 生クリーム ………… 大さじ1
- 海塩 ………………… 2つまみ

※すべてボウルに入れ、よく混ぜておく

無塩バター ………………… 30g

フレッシュハーブ

……… 大さじ2（みじん切り）、（マジョラム、チャイブ、チャービル、バジル、タラゴン、またはブレンドスパイスのハーブドプロバンスなど）

※ドライハーブの場合は小さじ1

作り方

バターでハーブを20〜30秒ほど軽くソテーし、※の材料を流し入れ、P.62同様にオムレツをつくる。

オーガストMEMO

もしかしたらこれが、私の一番好きな卵料理かもしれません。

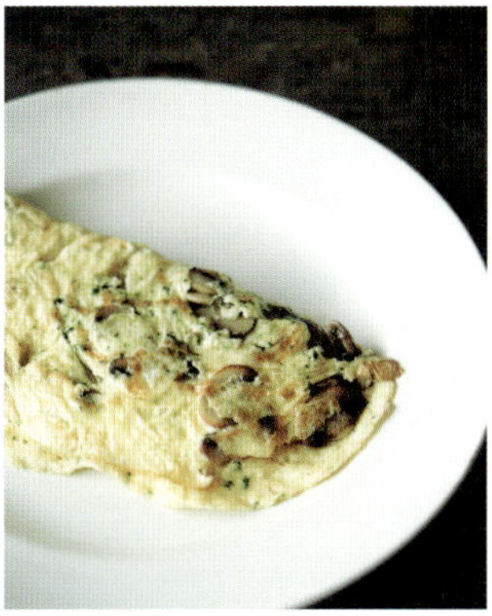

きのこのオムレツ

材料（1人分）

※
- 卵 …………………… 2個
- 生クリーム ………… 大さじ1
- 海塩 ………………… 2つまみ

※すべてボウルに入れ、よく混ぜておく

無塩バター ………………… 30g

スライスしたマッシュルーム

…………………………… 50g

パセリ … 小さじ1（みじん切り）

作り方

バターでマッシュルームとパセリを入れ、軽く火が通るまで炒め、※の材料を流し入れ、P.62同様にオムレツをつくる。
具材を一度取り出して包むように作ってもOK。

オーガストMEMO

マッシュルームがなければ他のきのこ類でもOK。私は、日本にいる時はマイタケをよく使います。

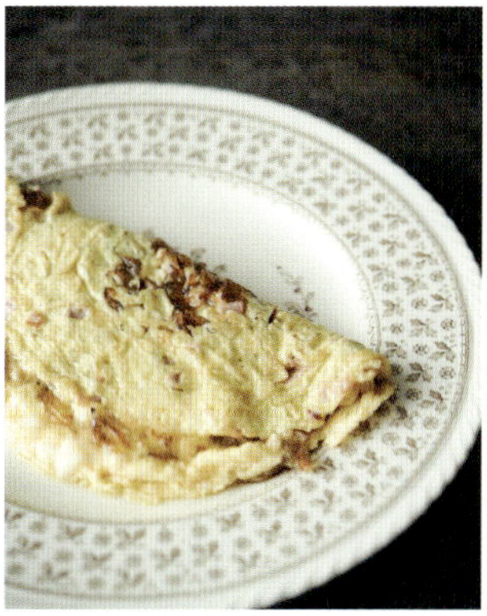

キャラメリゼオニオンとハムのオムレツ

材料（1人分）

※
- 卵 …………………… 2個
- 生クリーム ………… 大さじ1
- チーズ‥ 大さじ1（すりおろす）（グリュイエールチーズがベスト、他のハードタイプのチーズでもOK）
- 海塩 ………………… 2つまみ

※すべてボウルに入れ、よく混ぜておく

無塩バター ………………… 30g

たまねぎ ……… 100g（薄切り）

ハム …… 大さじ1（細かく刻む）

黒胡椒 ……………………… 適量

作り方

1. 約10〜15分、バターで玉ねぎをアメ色になるまで炒める。
2. 1にハムを入れ、フライパンの上で黒胡椒を2回程度挽いて振りかけ、約1分間ソテーする。
3. ※の材料を流し入れ、P.62同様にオムレツをつくる。
具材を一度取り出して包むように作ってもOK。

RECIPE 7

PART4

3色パプリカのフリッタータ

直火で焼いた後、オーブンで仕上げるとより美味！
その場合、必ず持ち手部分まで鉄製の鍋で。テフロン加工の鍋もNG!

材料（4人分）

卵 ………………………… 6個
無塩バター ……………… 40g
パプリカ（赤）‥ 1/4個（薄切り）
パプリカ（オレンジor黄）
……………… 1/4個（薄切り）
ピーマン …… 1/4個（薄切り）
海塩 …………… 2～3つまみ
黒胡椒 ………………… 適量

オーガストMEMO

フリッタータは、オムレツの一種ですが、彩りが楽しめるので、おもてなしにも向いています。オーブンで仕上げる場合は、160℃に予熱したオーブンで表面に色がつくまで30～60秒程度、焼いてください。

作り方

1. ボウルに卵を入れ、黒胡椒を2回程度挽いて振りかけ、混ぜる。
2. 半分量のバター（20g）をフライパンに入れ、弱火で溶かす。
3. バターが溶けフツフツしてきたら、パプリカとピーマンを入れて1分程度ソテーする。
4. 残りのバター（20g）を入れて、完全に溶かす。
5. 卵を溶き入れて、フライパンにまんべんなく行き渡るようにする。
6. まわりの部分が鍋肌から少し離れるくらいになったら、さらに3分ほど弱火と中火の間くらいの火加減で加熱し、海塩を上からパラッとかけて火を止める。
7. フライパンに蓋をして5～6分蒸らす。持ち手まで鉄製の鍋があれば、蒸らさずにオーブンで焼いて仕上げるとさらに美味しい。
8. ピザのように放射状に切り分けて食べる。すぐに食べない時は、常温で冷ます。バターが固まって風味が落ちるので、冷蔵庫では保存しないこと。

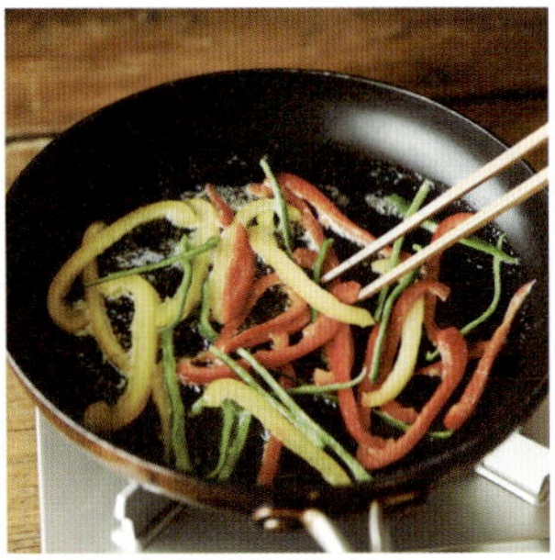

バターでパプリカをソテー。

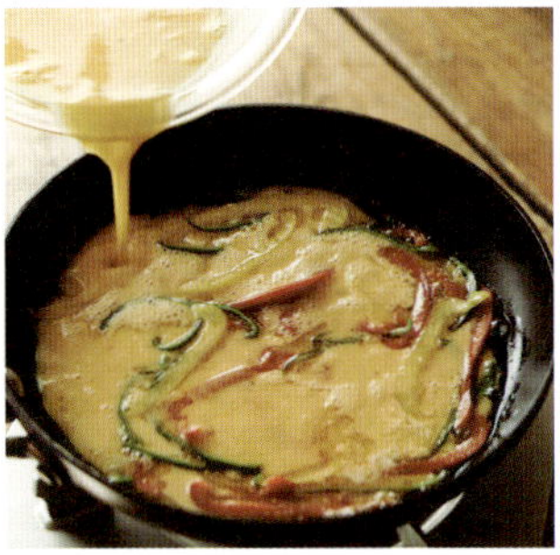

バターを足して卵を入れ、全体に広げる。

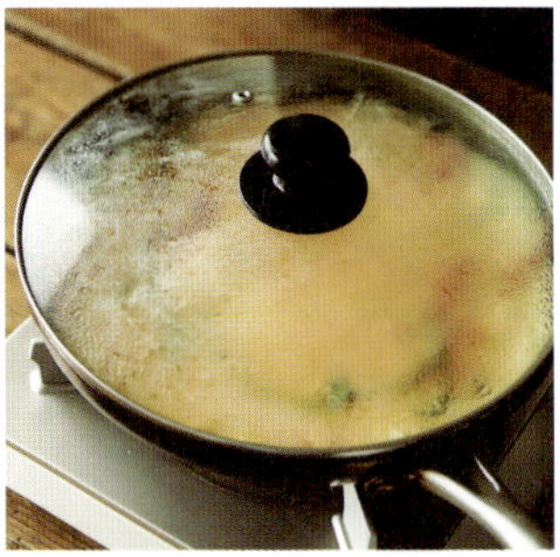

まわりが固まり始めたら、塩を振って火を止めて蓋をする。

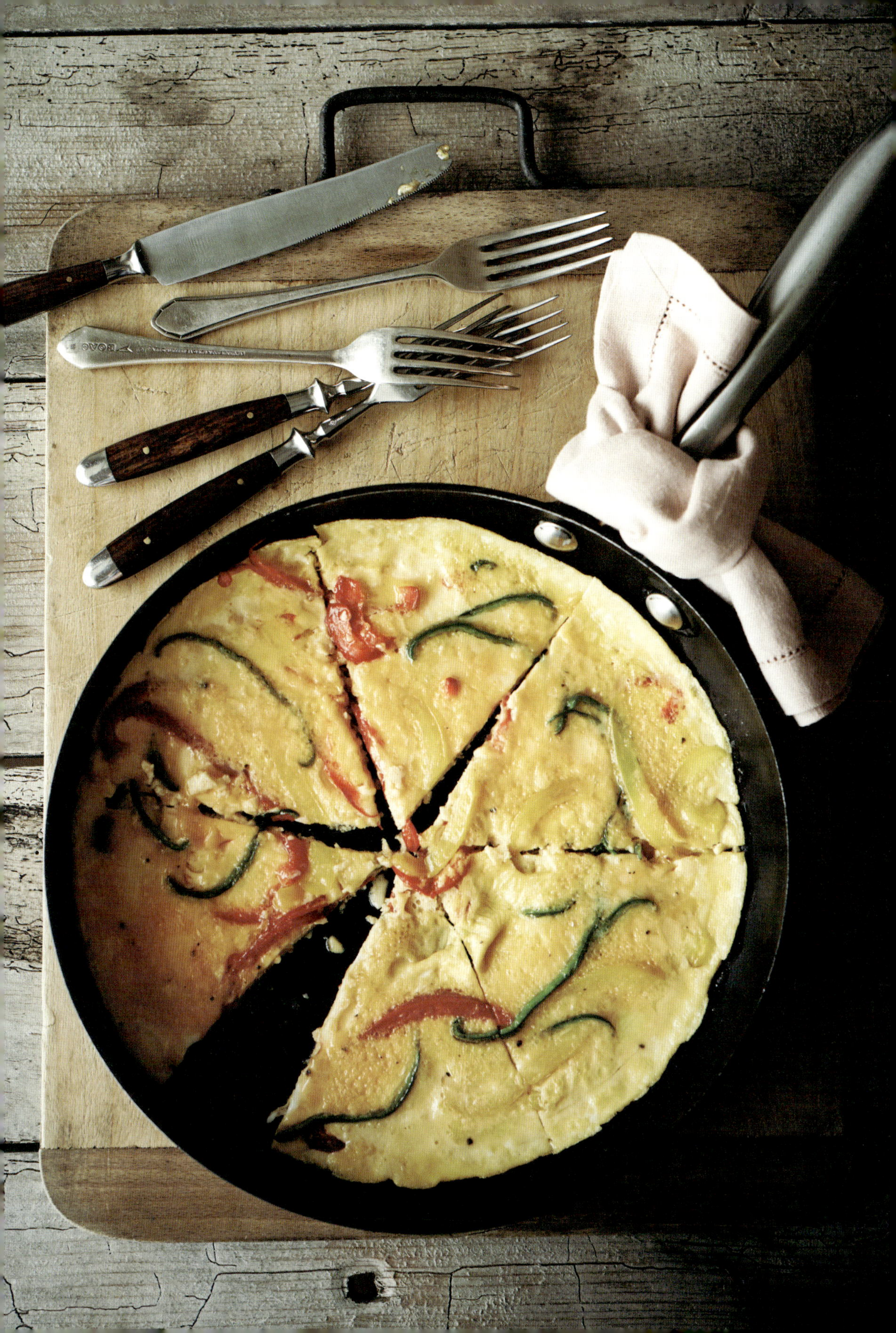

RECIPE 8

PART4

スパゲッティフリッタータ

スパゲッティが入っているのでボリュームがあり、これだけで軽い食事に。
オーブンで仕上げる場合は、持ち手まで鉄製の鍋で！

材料（4人分）

卵 ･････････････････････････ 6個
スパゲッティ ･･････････････ 50g
パセリ ･･･ 大さじ2（細かく刻む）
パルミジャーノ
･･････････････ 20g（すりおろす）
無塩バター ･････････････････ 40g
海塩 ･･････････････ 2〜3つまみ
（パスタを茹でる用に別途塩が必要）
黒胡椒 ････････････････････ 適量

作り方

1. スパゲッティをパッケージの表示よりいくぶん固めにゆでる。残りものの場合は、お湯をかけてほぐし、水を切っておく。
2. 1にバター20g、パルミジャーノ、パセリを混ぜておく。
3. 大きめのボウルに卵、黒胡椒を入れ、2〜3回混ぜる。
4. 残りのバター（20g）をフライパンに入れ、弱火で溶かす。
5. バターが溶けてフツフツ泡だってきたら火をごく弱火にし、卵を入れる。
6. 卵の上から手早くスパゲッティを加え、均一になるように広げて卵となじませる。
7. 卵がやや固まるくらいまで3分程度火を通し、海塩を上からパラッとかける。
8. フライパンに蓋をして5〜6分蒸らす。持ち手まで鉄製の鍋があれば、蒸らさずにオーブンで焼いて仕上げるとさらに美味しい。
9. ピザのように放射状に切り分けて食べる。すぐに食べない時は、常温で冷ます。

オーガストMEMO

ミートソーススパゲッティでも冷蔵庫で保存した残りものでも美味しく作れますが、調理前にパスタを室温に戻して。オーブンで仕上げるなら、160℃に予熱しておき表面に色がつくまで30〜60秒、焼いてください。

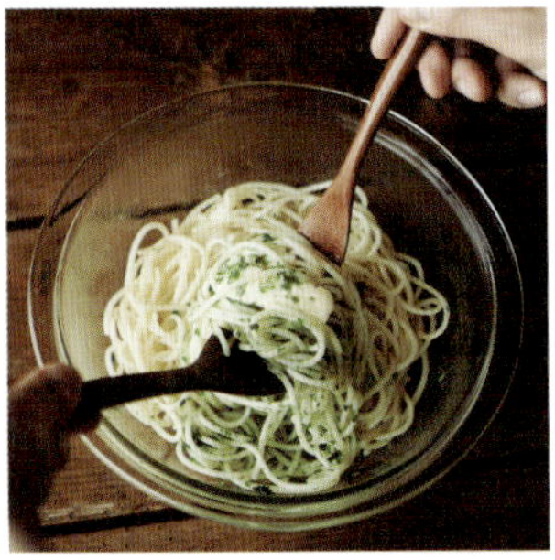

スパゲッティ、バター、パルミジャーノ、パセリを混ぜておく。

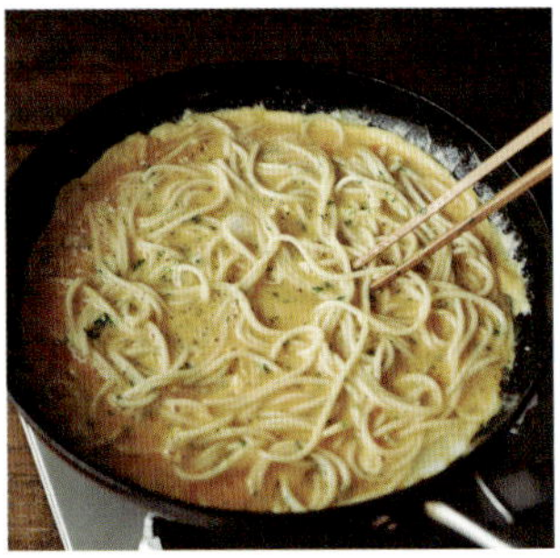

バターをとかし、黒胡椒入りの卵を入れ、スパゲッティを加える。

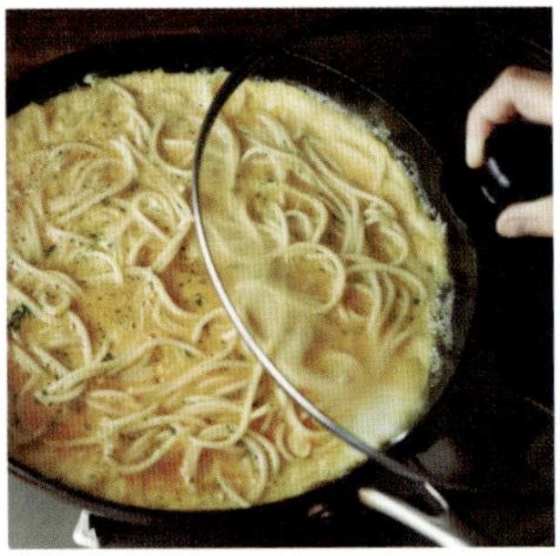

固まりかけたら塩を振り、蓋をして蒸らす。

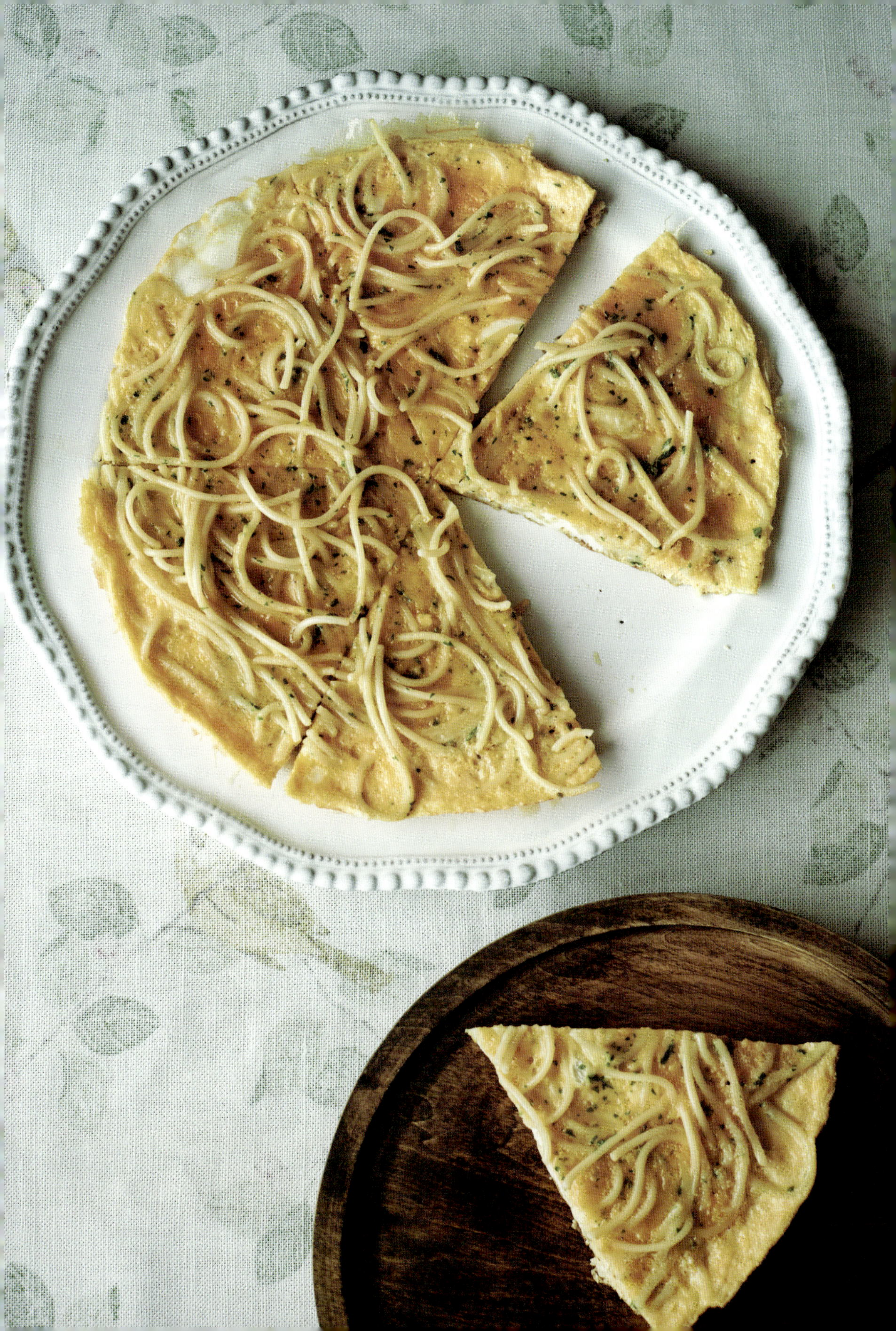

RECIPE 9

PART4

エッグベネディクト

ポーチドエッグとオランデーズソース、両方で卵が摂れる栄養満点のメニュー。
むずかしそうに見えますが、オランデーズソースを作っておけば簡単です。

材料（1～2人分）

ポーチドエッグ
･････････2個（作り方はP.40参照）
薄切りのトースト ･･････････ 2枚
ハム、またはサーモン ････ 2切れ
黒胡椒 ･･････････････････････ 適量
温かいオランデーズソース
････　100ml（作り方はP.72参照）

作り方

1. トーストを焼いて皿におき、その上にハムまたはサーモンをのせる。
2. 1の上に水気を切ったポーチドエッグをのせる。
3. 2のポーチドエッグの上から温かいオランデーズソースをかける。
4. お好みで黒胡椒を挽いて振りかけ、すぐに食べる。

オーガストMEMO

トーストに使うパンは何でもいいのですが、私は栄養面ですぐれているライ麦パンを使います。ライ麦パンの場合は固いので、ソースは多めにかけたほうがおいしくなります。またパンは卵の形に合わせて丸くカットすると、見た目もきれいですし、食べやすいです。

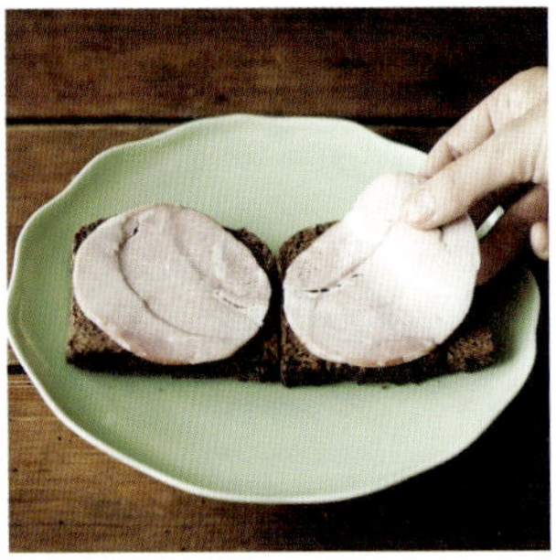
トーストの上にハムをのせる。

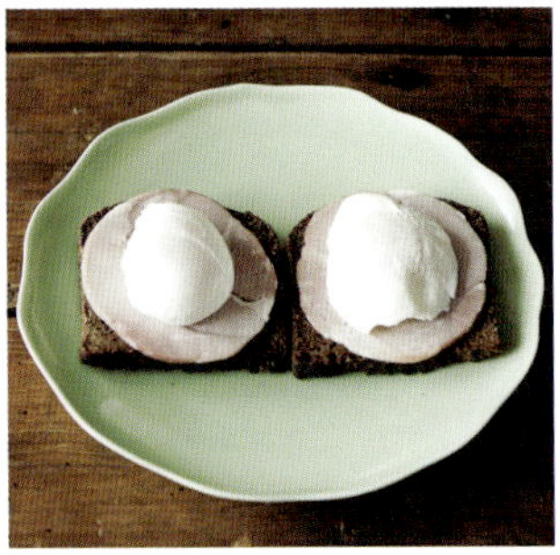
水気を切ったポーチドエッグをのせる。

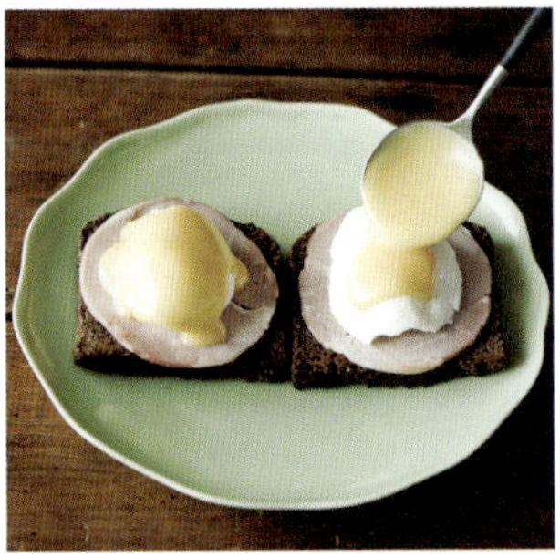
温かいオランデーズソースをかける。

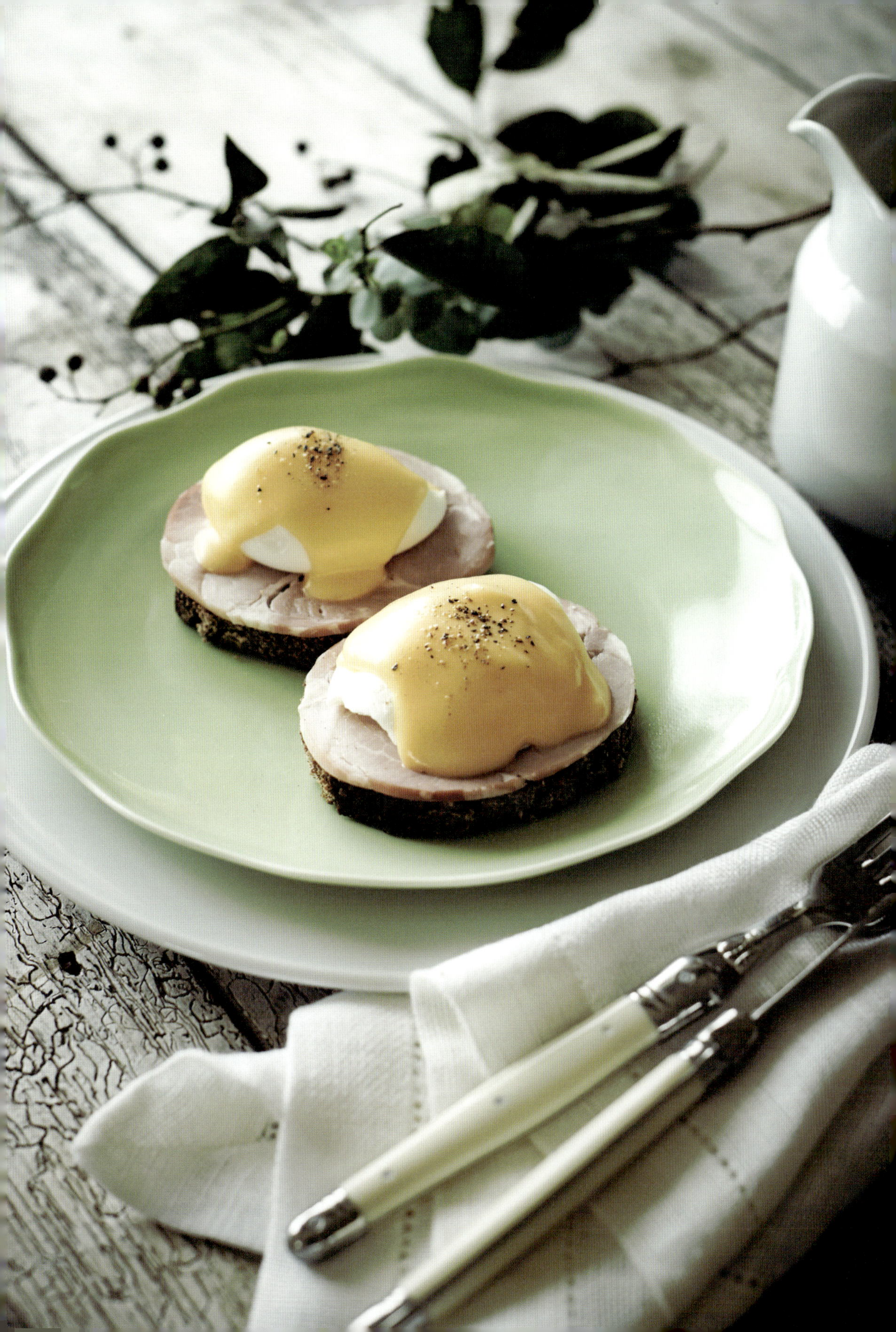

RECIPE 10

PART4

フレッシュマヨネーズ

市販のマヨネーズの多くにはトランス脂肪酸が入っているので、ぜひ手作りを！
一度作ると、あまりの美味しさに、もう市販品は食べられませんよ。

材料（約1カップ分）

常温の卵の黄身 ……………2個分
レモンの絞り汁… 大さじ1と1/2
海塩 ……………………… 小さじ1/2
ひまわりオイル、またはエキストラバージンオリーブオイル …200ml
白胡椒 ………………… 1〜2つまみ

作り方

1. レモンの絞り汁を目の細かい網でこす。
2. 中サイズのガラス、または陶器のボウルに黄身、レモンの絞り汁、海塩、白胡椒を入れる。泡立て器で空気を含むような軽い滑らかな感じになるまで混ぜる。
3. よく混ざったら、1/3量の油を一滴づつポタッ、ポタッと加え、混ぜる。
4. 1/3量の油が混ざったら、残りの油をタラタラと入れ、よく混ぜる。
5. すべての油がしっかりと混ざったら、お好みで海塩と白胡椒で味をととのえる。

オーガストMEMO

ひまわりオイルを使うと軽めに、オリーブオイルを使うとコクのあるフレーバーに仕上がります。ガラスか陶器製の密封容器に入れ、冷蔵庫で2日まで保存が可能。

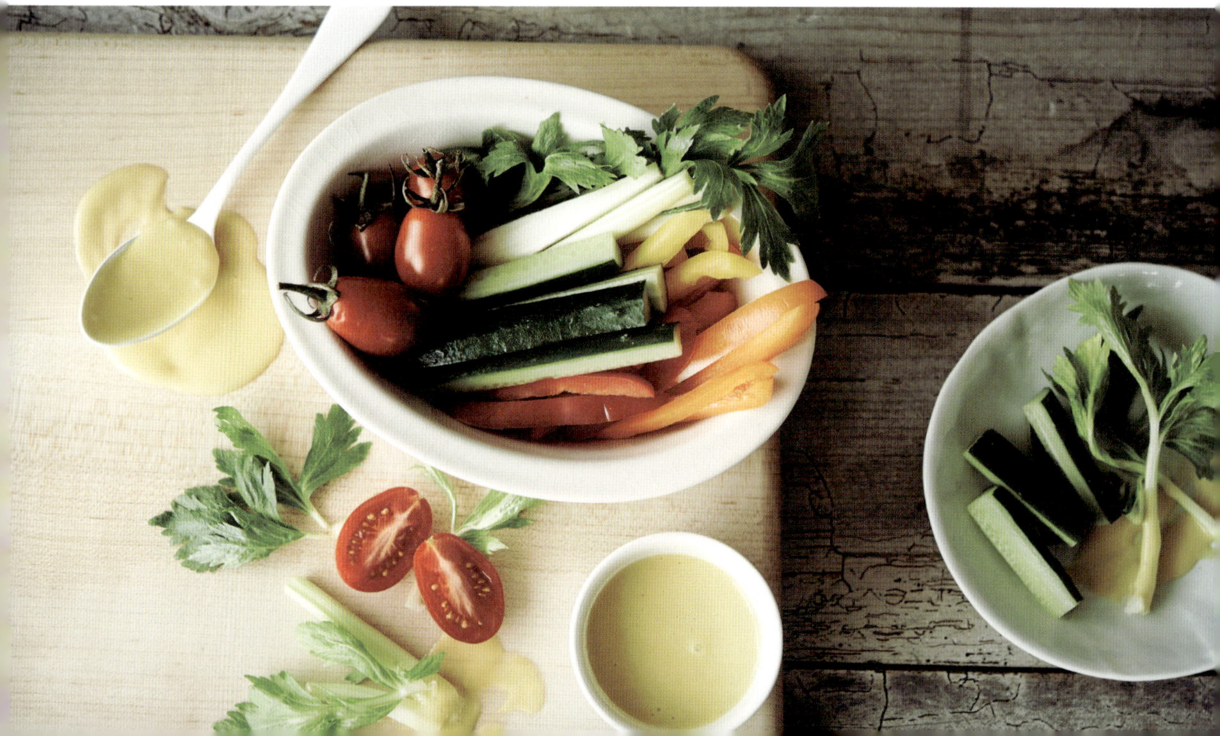

RECIPE 11

PART4

アイオリ

にんにくの風味がきいた、フランスのプロバンス地方のマヨネーズです。
卵や生野菜、スチーム野菜にかけて食べるほかに、
魚料理やスープに添えてもおいしいです。

材料（約1カップ分）

卵の黄身……………………2個分
にんにく……6片（みじん切り）
海塩………………………小さじ1/2
白胡椒………………1〜2つまみ
ひまわりオイル、またはエキストラバージンオリーブオイル‥200ml
レモンの絞り汁………小さじ1
冷水………………………小さじ1/2

作り方

1. レモンの絞り汁を目の細かい網でこす。
2. 中サイズのガラス、または陶器のボウルに黄身、にんにく、海塩、白胡椒を入れ、泡立て器でよく混ぜる。
3. **2**に1/3量の油を、一滴づつポタッ、ポタッと加えながら混ぜる。
4. 1/3量の油が混ざったら、レモンの絞り汁と冷水を少しずつ加え、滑らかになるまでよく混ぜる。
5. 残りの油を、少量ずつタラタラと入れてよく混ぜ、すべての油がしっかりと混ざったら味見をする。好みに応じて海塩と白胡椒で味をととのえる。

オーガストMEMO

マヨネーズ同様、ガラスか陶器製の密封容器に入れ、冷蔵庫で2日まで保存が可能です。

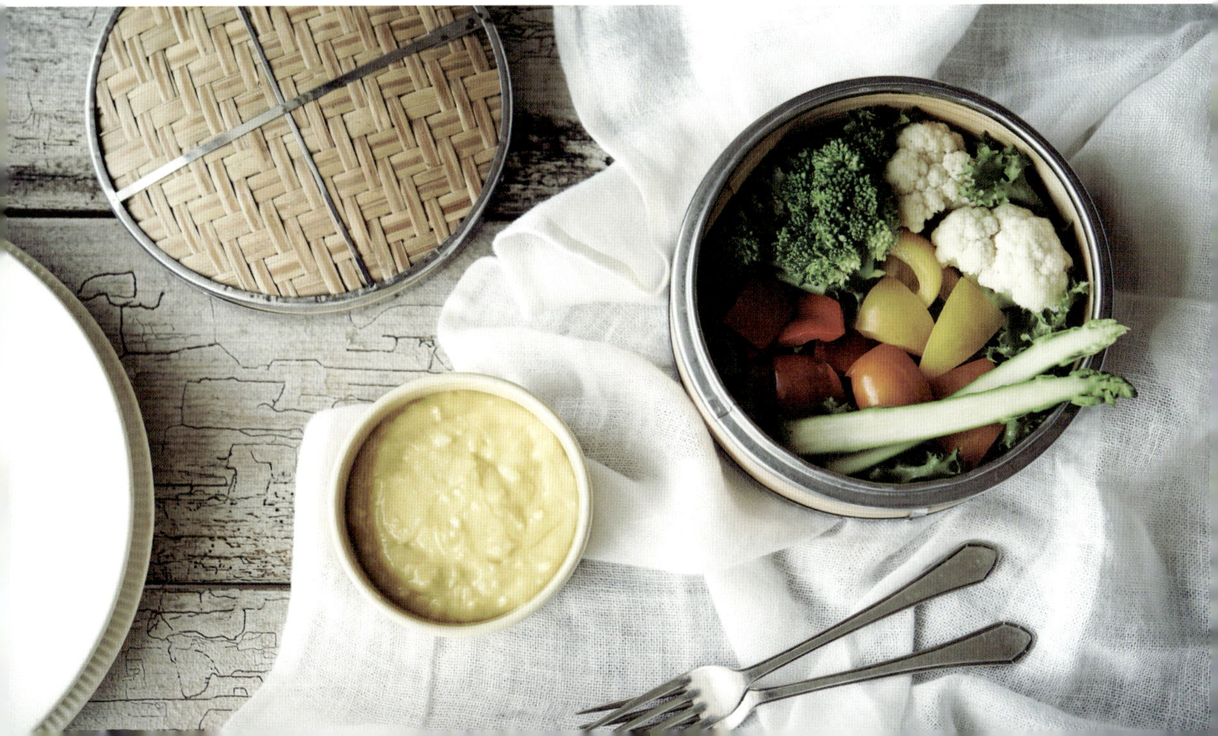

SAUCE
ソース
レシピ

RECIPE 12

PART4

オランデーズソース

エッグベネディクトでおなじみのオランデーズソースは、アスパラガスとも相性抜群！ シーズンにはぜひホワイトアスパラでも試してみて！

材料（約1カップ分）

卵の黄身……………………2個分
無塩バター（常温）………120g
レモンの絞り汁……… 大さじ1
お湯……………………………25ml
海塩（細かいタイプ）‥小さじ1/4
白胡椒……………… ひとつまみ

オーガストMEMO

密封性のあるガラスの容器に入れれば、24時間程度なら冷蔵庫で保存できます。使う前に、湯煎で温めましょう。くれぐれも火を通しすぎないよう、注意！

作り方

1. レモンの絞り汁を目の細かい網でこす。
2. 小さい鍋にバターを入れ弱火にかけ溶かし、保温しておく。
3. 大きめの鍋に水を約3cmほど入れ、沸騰直前の状態で火を弱めておく。
4. その間に、火から離れたところで**3**よりやや小さめの鍋に卵の黄身を入れ、泡立て器でよく混ぜる。
5. **4**にお湯25mlとレモンの絞り汁を少しずつ入れ、泡立てる。
6. **3**の鍋の上に、**5**が入った鍋を置く。
7. 卵液に、**2**の温かい溶かしバターを垂らすようにゆっくりポタポタと入れる。バターがすべて溶け、ソースにとろみがつくまでゆっくりとかき混ぜる。
8. 鍋を火からおろし、海塩と白胡椒を加え、完璧に混ざるまでかき混ぜる。
9. すぐに使わない場合、大きめの鍋にお湯を張って入れておけば、1時間くらいは温かいままおいておくことができる。

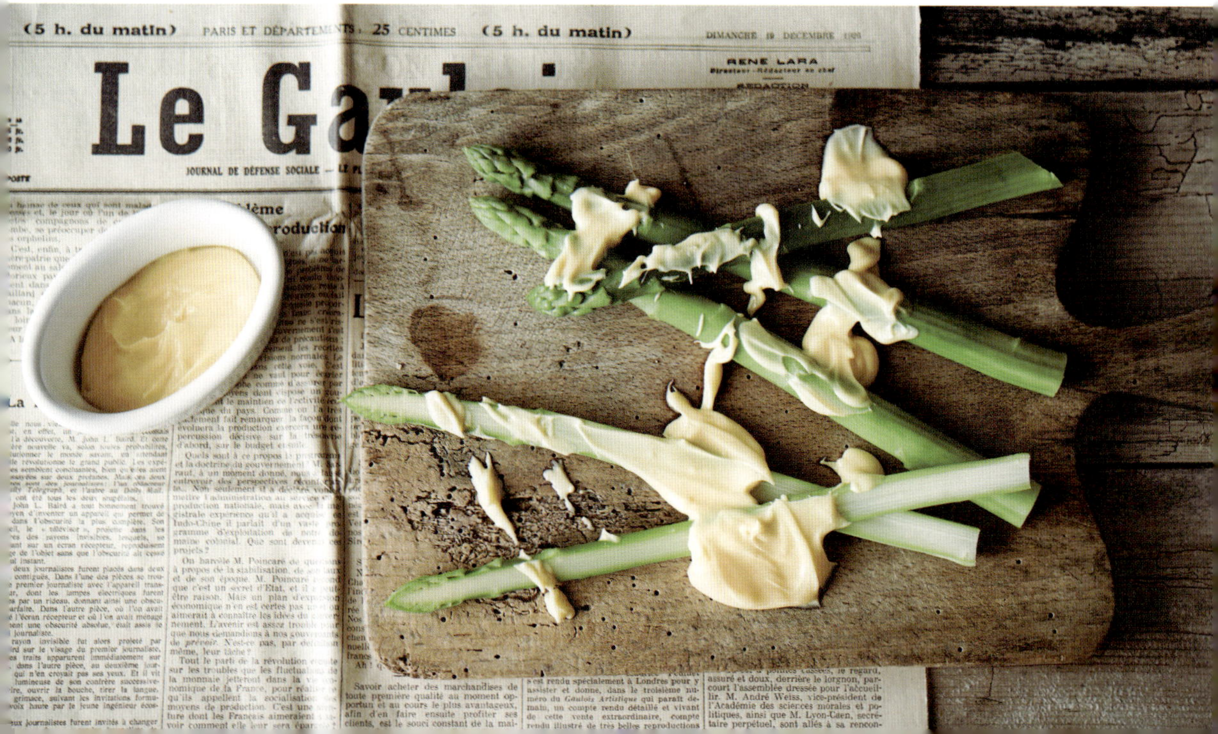

SPECIAL INTERVIEW

HIROSHIGE ITAKURA

卵は、生活習慣病のリスク軽減に役立つ食品です

“卵はアンチエイジング食品”といわれても、摂りすぎによるコレステロール増を気にする方も多いのでは？ そこで卵とコレステロールの関係について、医学と栄養学の専門家に最新知識をお聞きしました。

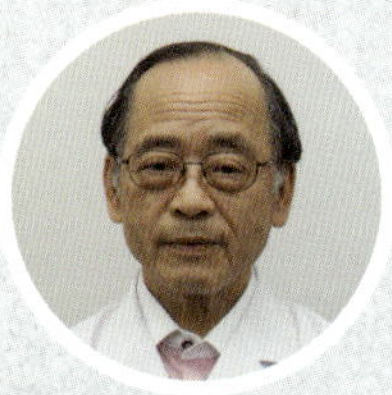

板倉 弘重（いたくら・ひろしげ）

医学博士

東京大学医学部卒業後、同大学第三内科に入局。カリフォルニア大学サンフランシスコ心臓血管研究所に留学、国立健康・栄養研究所臨床栄養部長、ブラジル リオグランデヂスールカソリック大学客員教授、茨城キリスト教大学生活科学部食物健康科学科教授を歴任。2011年7月より医療法人社団　エミリオ森口クリニック院長として、診療を行っている。日本臨床栄養学会理事長、日本栄養改善学会理事、日本栄養・食糧学会副会長、日本動脈硬化学会評議員名誉会員、日本病態栄養学会理事、第33回日本動脈硬化学会総会会長などを歴任。2006年「瑞宝双光章」受賞。2009年度国際栄養学連合（IUNS）のFellowに認定（栄養学研究分野で顕著な貢献をした世界の研究者10名の1人）。2010年「動脈硬化疾患の予防と治療に関する栄養学的研究」により日本栄養・食糧学会功労賞を受賞。著書多数

Q コレステロールは、できるだけ摂らないほうがいいのですか？

A 体をつくる重要な物質の材料なので、一定量を毎日補給するのはいいことです。

コレステロールは摂り過ぎの害ばかりが注目されがちですが、じつは私たちの健康の維持に欠かせない物質です。私たちの体は、おおよそ60兆個もの細胞でできていますが、その表面の細胞膜をつくる材料であり、細胞を強くし、支える役割を果たしているのがコレステロール。また、私たちの体の機能を調整するホルモンや、食事からとり入れた脂肪などの消化吸収を助ける胆汁酸も、コレステロールでつくられます。

これらの細胞やホルモン、胆汁酸などは毎日生産を繰り返しています。その材料であるコレステロールの約8割は体内で作られていますが、残りの2割ほどは食事から補給することで、健康を維持しているのです。

厚生労働省の「日本人の食事摂取基準」で示されている「コレステロールの１日の摂取基準値」は、「毎日この程度摂っても健康上は問題ない」という数値であり、「摂取量が少ないほど良い」という意味ではありません。

SPECIAL INTERVIEW

HIROSHIGE ITAKURA

Q 「コレステロール値が高くなるので卵は1日1個以上食べない方がいい」といわれていますが、本当でしょうか？

A 健康な人が1日2個食べたとしても、それでコレステロール値が高くなることはないでしょう。

理由のひとつは、体内のコレステロールで食べたものから作られるのは、約2割程度にすぎないからです。残りの8割は体内（主に肝臓）で合成されていて、健康な人でしたら食事でコレステロールを摂り過ぎると体内での合成が減るなどして、自然に一定量を保つような仕組みになっているのです。また、確かに卵は食品の中ではコレステロールを多く含む食品ですが、同時に総コレステロール値の上昇を抑制する成分も含まれています。例えば卵黄に含まれる脂肪の一種である「レシチン」というリン脂質は、体内でのコレステロールの蓄積を押さえ、ＬＤＬコレステロール値を低下させる働きがあるといわれています。

コレステロール値の上昇しやすさは、人によっても異なります。私は過去に、約50人を対象に1日5個程度、卵を摂りつづけてもらい、コレステロール値の変動を計測したことがありますが、それによってコレステロール値が上昇した人もいれば、ほとんど変わらない人もいました。これは遺伝的な体質により、同じ量のコレステロールを摂取しても、体に吸収される量が50%〜80%と個人差があるためです。そのほか、卵以外にどんなものを食べているかでも、コレステロール値の上昇しやすさは大きく違ってきます。

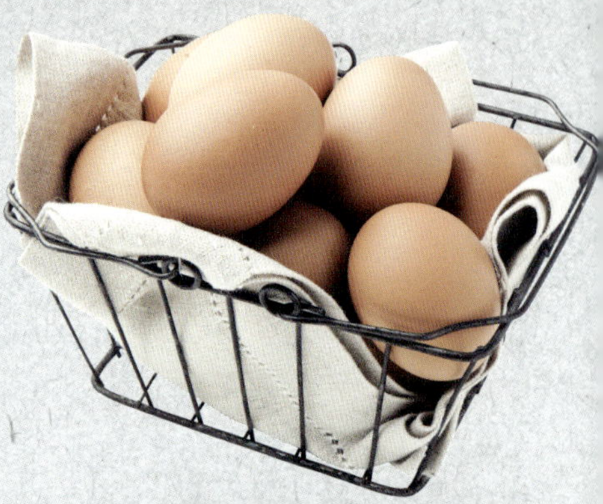

Q 血液中の総コレステロール値は、高いよりは低いほうがいいのですか？

A 条件にもよりますが、低すぎるよりは、やや高めのほうがいいと考えられます。

病気で亡くなった方の生前の血液中の総コレステロール値と、死亡原因となった病気の関係を調べたデータによると、コレステロール量が多い場合に増える死亡原因は、主に動脈硬化です。それに対してコレステロール量が少ない場合には、がん、脳出血、肺炎、感染症など多岐にわたって死亡リスクが高まります。こうした点から見ると、動脈硬化にかかりやすい条件（高血圧、高血糖値など）がなければ、総コレステロール値はやや高めのほうが、病気にかかりにくいといえます。

一般的には、年齢とともに代謝能力が落ちるために、血中のコレステロール値は上昇していきますが、70歳以上になると自然に下降してきます（ただし女性の場合、60歳以上になると性ホルモンのバランスの変化で、上昇することもあります）。

Q 特に卵を積極的に摂ったほうがいいのはどんな人達ですか？

A 育ち盛りのお子さんとお年寄り、筋肉を酷使する人に特に必要といえます。

体内のコレステロールの約1/3は脳、1/3は筋肉、1/3は肝臓や皮膚で使われています。

脳は人間にとって非常に重要な部分ですので、コレステロールの摂取が不足してもその影響を受けないよう守られていて、ただちに影響は出ません。ただ卵に含まれるビタミンB12やコリン、セレニウムなどの微量ミネラルは、脳の活動に必要不可欠な成分。ですから、脳細胞が発達する育ち盛りのお子さんは、卵を毎日食べさせたいものです。

またお年寄りに増えているアルツハイマー型痴呆は、脳の神経伝達物質であるアセチルコリンが不足するとなりやすいといわれています。脳の神経伝達物質を多く含み、栄養豊富で消化がいい卵は、高齢者にもお勧めしたい食品のひとつです。

さらに運動したり激しく体を使ったりした後にも、卵を摂るといいでしょう。筋肉は酷使すると細胞が破壊され、新しい筋肉を作ることで修復されます。その時にたんぱく質やレシチンとともに、コレステロールが必要になりますので、そうした成分を豊富に含んでいる卵を摂ると、筋肉の修復がスムーズになるのです。

また最近は、若い方に低コレステロール値の方が増えています。これは特に女性に多く、過激なダイエットによるたんぱく質や脂肪不足が原因で起こることが多いようです。“肌は体の鏡”といわれ、栄養状態を反映するものですから、栄養豊富な卵を摂るのは、美肌を保つのに役立つでしょう。

Q 卵には、コレステロールのほかにどんな成分が含まれているのですか？

A 特に卵黄に、生活習慣病などの予防・改善効果がある機能性成分が多く含まれています。

例えば卵黄に含まれるレシチンは体内でのコレステロールの蓄積を抑えるので、動脈硬化を予防する効果が期待できます。またレシチンの構成成分であるコリンは、脳の神経伝達物質「アセチルコリン」を作る材料。さらに卵黄の色素であるカロチノイドは、体の細胞を酸化させ、がんなどの生活習慣病の原因となる活性酸素を除去する強い抗酸化作用があり、動脈硬化や脂質異常症の予防や改善にも優れた働きをします。

このように卵にはすぐれた栄養成分、機能性成分が多く含まれていますから、コレステロールの含有量だけで敬遠するのはもったいないといえます。

疫学的な調査結果でも「卵摂取によるコレステロール値の変動はそれほど大きなものではない」との結果が出ています

全国11保健所と国立がん研究センター、国立循環器病研究センターなどの共同研究「多目的コホート」は2006年、「卵の摂取頻度、血清総コレステロールとその後の心筋梗塞リスク研究」の結果を発表。「現在の日本の一般的な食習慣の範囲では、多くの場合、卵摂取による血清総コレステロール値の変動はそれほど大きいものではないと考えられる」と結論付けています。

※独立行政法人 国立がん研究センター がん予防・検診研究センター 予防研究グループ「リサーチニュース」(2006)より

SPECIAL INTERVIEW

SHOJI SHINKAI

1日にもう1個多く卵を食べれば、高齢者の動物性たんぱく質不足分の半分は解消できます

近年、「低栄養が老化を加速させる」という事実が判明。高齢者に意外と多い“栄養失調”を解決するために、手軽に摂れる動物性たんぱく質として、卵が注目されています。

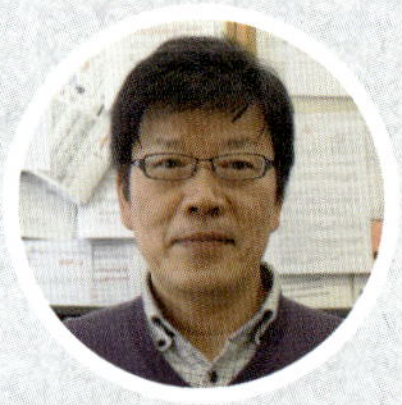

新開 省二（しんかい・しょうじ）

東京都健康長寿医療センター研究所
社会参加と地域保健研究チーム
チームリーダー（研究部長）。
愛媛大学大学院医学研究科博士課程修了（医師、医学博士）。文部省在外研究員としてトロント大学医学部留学、愛媛大学医学部助教授をへて1998年東京都老人総合研究所に勤務。2007年から現職。老年学・公衆衛生学を専門とし、地域高齢者を対象とした縦断研究により老化プロセスの解明や健康長寿の施策づくりを行う。各種学会評議員や厚生労働省「健康度評価・個別健康教育WG」委員、厚生科学審議会専門委員会「次期健康日本21策定検討委員会」委員などを歴任。日本公衆衛生学会奨励賞、都知事賞など受賞。著書に、『50歳を過ぎたら「粗食」はやめなさい』(草思社)などがある。

Q なぜ今、高齢者の低栄養が問題視されているのでしょう？

A 低栄養が、老化を早める原因になることがわかったためです。

ダイエットブームの高まり、メタボ予防意識の広がりで、健康を意識する多くの人が、“やせ体型”を目指すようになりました。その結果、この10年間で栄養状態が悪化する高齢者が増加しています。

当研究所ではこれまで、延べ5千人以上の高齢者を対象に10年単位の追跡調査を繰り返し、「体格指数（BMI）」「血清アルブミン（血液の血しょう成分に含まれているたんぱく質）」「血清コレステロール」「血色素（ヘモグロビン）」などの数値を指標として生存年数、死因との関連について科学的に分析してきました。その結果、高齢者で健康で長生きできるのはやせ型ではなく普通体型からやや太めの人であること、また検査数値の低い「低栄養群」は、「高栄養群」より生存率が低い、つまり、長生きできない傾向があることがわかったのです（グラフ1,2）。さらに肥満度をあらわすBMIが20以下の場合、介護費用が高額になり、死亡リスクも高まることわかりました（グラフ3）。

低栄養は死亡の危険度が大きい　グラフ1

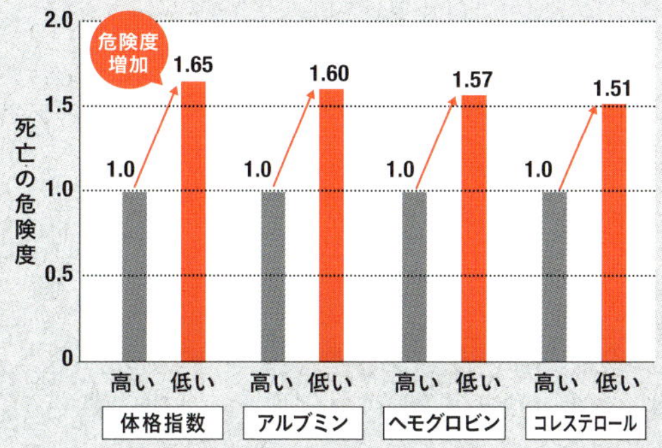
2.0
1.5
1.0
0.5
0
死亡の危険度
危険度増加
1.0
1.65
1.0
1.60
1.0
1.57
1.0
1.51
高い　低い
高い　低い
高い　低い
高い　低い
体格指数
アルブミン
ヘモグロビン
コレステロール

※もともとの健康状態や、その他の検査の異常の有無の影響を除いて比較

体格指数、血中アルブミン、ヘモグロビン、総コレステロール値はいずれも、「高い人」より「低い人」のほうが死亡リスクが高くなっています。

総コレステロールと生存率（TMIG-LISAより）　グラフ2

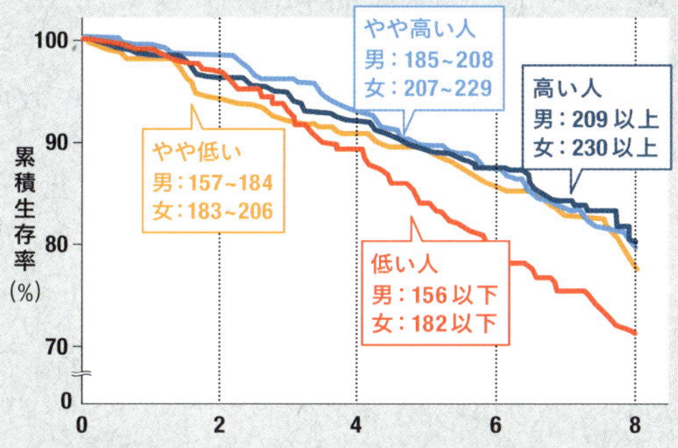
100
90
80
70
0
累積生存率(%)
やや高い人
男：185~208
女：207~229
高い人
男：209以上
女：230以上
やや低い
男：157~184
女：183~206
低い人
男：156以下
女：182以下
0
2
4
6
8

追跡年数(%)　小金井市および南外村の在宅高齢者1,048人を8年間追跡

やせている人ほど介護費用がかかる　グラフ3

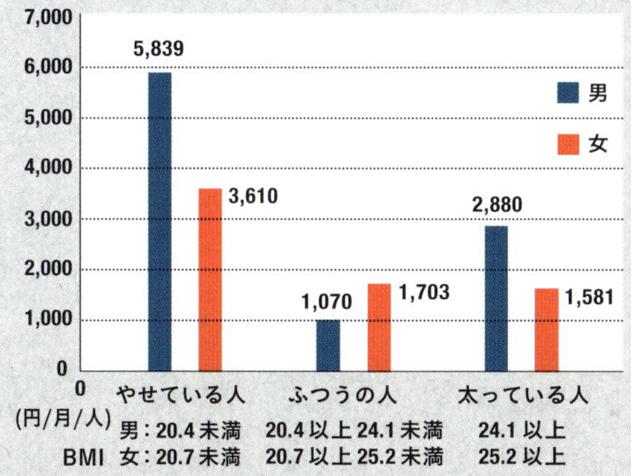
7,000
6,000
5,000
4,000
3,000
2,000
1,000
0
0
(円/月/人)
5,839
3,610
1,070
1,703
2,880
1,581
男
女
やせている人
ふつうの人
太っている人
男：20.4未満
20.4以上24.1未満
24.1以上
BMI
女：20.7未満
20.7以上25.2未満
25.2以上

※資料提供　東京都健康長寿医療センター研究所　研究部長
新開省二氏／『50歳を過ぎたら「粗食」はやめなさい』（草思社）より転載

Q　なぜ高齢になると、低栄養になる人が増えるのでしょうか？

A　大きな原因のひとつが、外出の機会の減少による食欲の低下です。

高齢者の多くは、年齢とともにさっぱりした食事を好むようになり、料理に手をかけなくなる傾向が強まります。また病気によって食欲が減退したり、噛む力が弱くなり食べるものが限られたりする場合も多いでしょう。しかし私は、外出する機会が減るために食欲が減退し、食事をすることがおっくうになってしまう要素も、非常に大きいと見ています。私たちの追跡調査の結果では、健康長寿の高齢者には3つの大きな特徴が見られました。一つは栄養状態が良好であること。二つ目は、体力があること。そして三つ目は、仕事や地域活動など、何らかの社会活動を続けていることです。

じつはこの3つは、それぞれが密接に関係しています。栄養状態が良好で体力があるから社会活動に参加しやすいのであり、外出が減少すると食欲が減少し、低栄養になるというサイクルになってしまいます。つまり低栄養を防ぐには、積極的に外出して社会活動に参加し、食欲の減退を防ぐことも大事なのです。

SPECIAL INTERVIEW

SHOJI SHINKAI

Q 低栄養が増えているのは、高齢者だけですか？

A 若い女性の低栄養にも深刻な問題が潜んでいます。

栄養状態をあらわす指標のひとつである血清アルブミンの数値を調べると、20代から30代の女性も減少傾向がみられます。原因は、過激なダイエットによる栄養不足です。

若い方の場合は高齢者と比較して、体に予備力がありますので、すぐに病気に結びつくことはまれです。女性の低栄養の問題で深刻なのは、低栄養だと母体環境が悪く、低出生体重児が生まれやすいことです。

そうした子供は生後、必要以上に栄養をとりこむ体質になるため、成人してから肥満や糖尿病などの生活習慣病にかかるリスクが高くなります。つまり若い女性に多い低体重が、次世代に深刻な影響を与えてしまう恐れがあるのです。

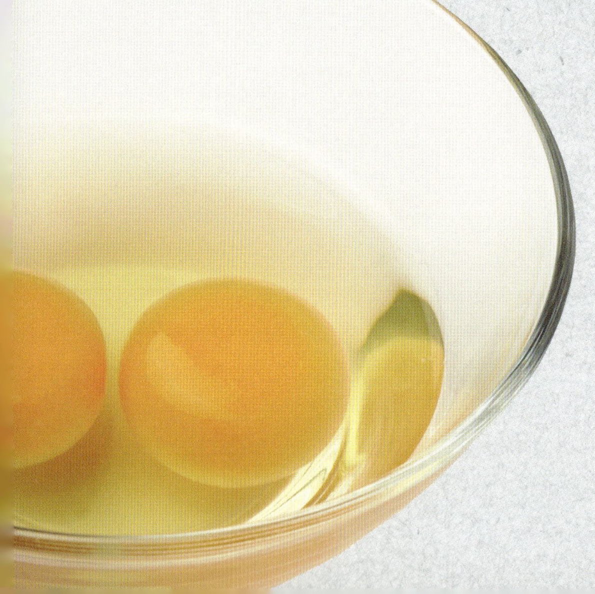

Q 低栄養だと、どのような病気のリスクが高まるのでしょう？

A 脳卒中や心臓病をはじめ多くの病気のリスクが高まります。

低栄養の状態が続くと、体には様々な問題が生じてきます。例えば摂取エネルギーが不足すると、本来は体をつくるために使われるたんぱく質で、エネルギーの不足分を補うようになります。その結果、血管が弱くなって動脈硬化を起こしやすくなったり、ホルモンの乱れから免疫力が低下して感染症にかかりやすくなったりするのです。

実際、高栄養群の死亡の危険度を1とすると、低栄養群では心血管病（脳卒中、心臓病）による死亡の危険度が2.5倍にもなっています。ほかにも、低栄養群では認知症の前段である認知機能の低下を引き起こすリスクが2倍になり、脳卒中、がん、肺炎、自殺による死亡率も高くなっています。つまり低栄養群の人のほうが、おしなべて死亡率が高いのです。

また栄養不足で骨がもろくなると、ちょっとした転倒で骨折するなど、不慮の事故が増えて要介護状態になる人が増えます。そのために抵抗力が低下し、肺炎などに感染して死亡する人も増える傾向があります。

Q 低栄養を防ぐにはどんな食品を重点的に摂ったらいいのでしょうか？

A 動物性たんぱく質や油脂を不足させないことが大切です。

特に動物性たんぱく質の不足が目立ちます。「肉はコレステロールが多い」などの思い込みから、避けている人が多いからではないでしょうか。しかし動物性たんぱく質は筋肉や血管をつくったり、免疫機能を強化したりするのに欠かせない成分。高齢者は若い時以上に意識して肉や魚などの動物性たんぱく質をしっかり摂る必要があるのです。
そこで私たちは、これまでの研究データをもとに、「老化予防をめざした食生活指針」を作成しました。

内容は

- 「食事は1日に3回バランスよく摂り、食事は絶対に抜かない。」
- 「動物性たんぱく質を十分に摂る」
- 「魚と肉は1対1の割合で摂り、魚に偏らないようにする」
- 「肉は、さまざまな種類や部位を食べるようにする」
- 「油脂類の摂取が不足しないように注意する」

などの14項目です。
これに基づいて高齢者を対象に栄養改善運動を実施したところ、体力水準が上がり、寿命も延びるという効果が得られました。

Q 高齢者は、1日にどれくらいたんぱく質を摂ったらいいのでしょう？

A 70歳以上は1日70g程度を目標にしましょう。

これまで成人のたんぱく質所要量は1日に体重1kgあたり0.9gでした。しかし「日本人の食事摂取基準（2015年版）」ではそれが見直され、高齢者では体重1kgあたり1g～1.3gに増えています。体重50kgの人なら1日に50～65gが目安。さらに70代以上で、かつ腎機能が正常なら1日に70g程度を目安にしてもいいでしょう。魚肉類に含まれるたんぱく質量は食品の重さの約2割なので、食品として摂るべき重さはその5倍、つまり350g程度になります。

Q 動物性たんぱく質を摂るために卵はどうでしょう？

A 1日にもう1～2個プラスすることでたんぱく質不足の解消に役立ちます。

手に入りやすく調理しやすい卵は、動物性たんぱく質を手軽に補給するひとつの方法として、お勧めです。日本はじつは、世界ではメキシコに次いで2番目に卵を多く食べている国民で、加工品を含めると1日に平均1個は食べています。当研究所周辺の70歳以上の高齢者が摂っているたんぱく質の由来を調べてみたところ、魚介類から24%、米を含む穀類から20%、肉類から14%、乳製品類から8%、豆類から8%、卵類から6%でした。1日にもう1個多く食べるようにすれば、たんぱく質の不足分の約半分は解決できると考えられます。

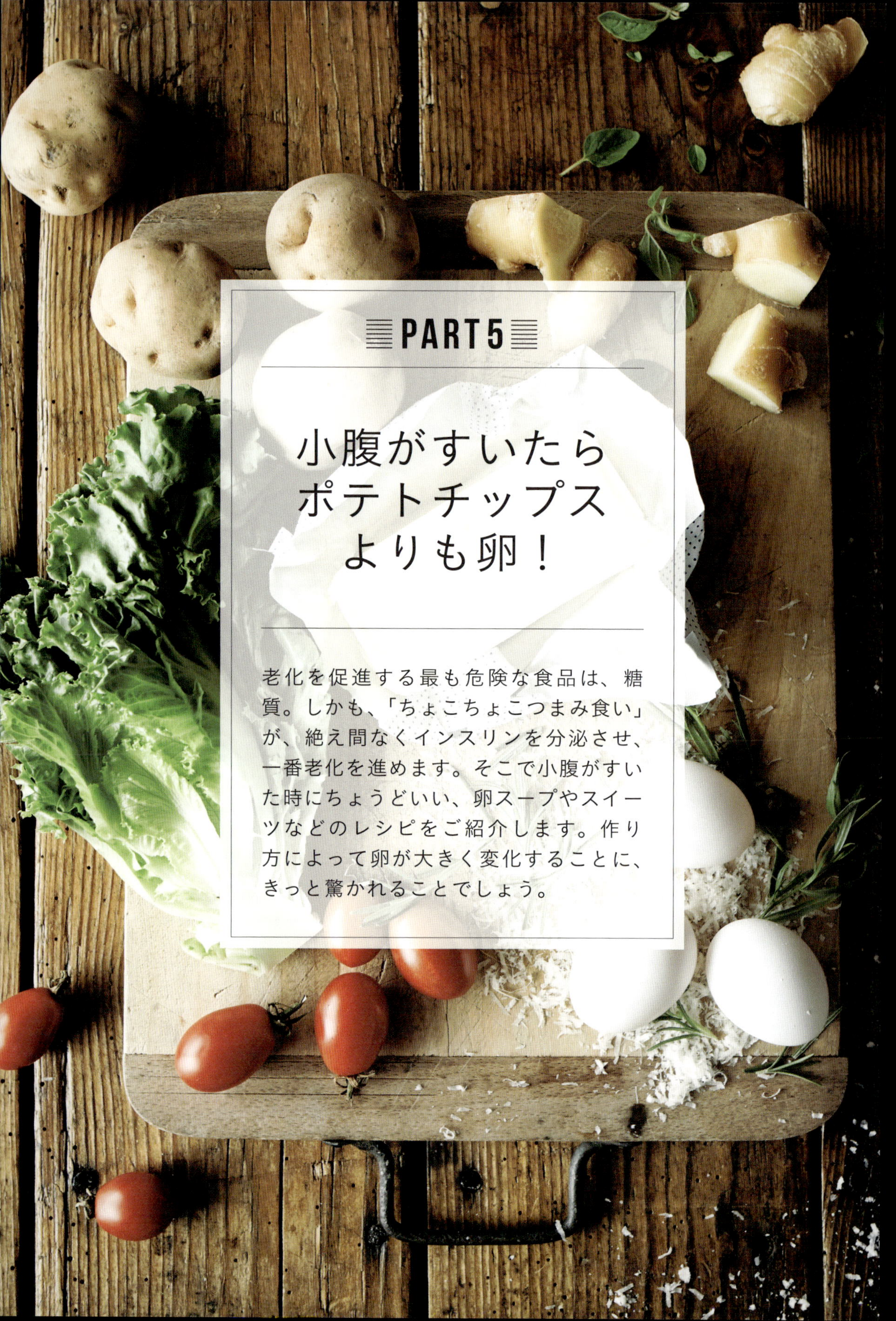

PART 5

小腹がすいたら ポテトチップス よりも卵！

老化を促進する最も危険な食品は、糖質。しかも、「ちょこちょこつまみ食い」が、絶え間なくインスリンを分泌させ、一番老化を進めます。そこで小腹がすいた時にちょうどいい、卵スープやスイーツなどのレシピをご紹介します。作り方によって卵が大きく変化することに、きっと驚かれることでしょう。

RECIPE 1

エッグフラワースープ

卵に火が通るとスープの上に浮かんで、まるで花が開くように
ふんわり広がることから、「フラワースープ」という名前がついています。

材料（2人分）

卵 ・・・・・・・・・・・・・・・・・・・・・・・・・ 2個
チキンスープ・・・・・・・・・・・・ 500ml
しょうゆ・・・・・・・・・・・・・ 大さじ1/2
しょうが・・・・・・・・・・・・・・・・・・1切れ
万能ねぎ　または　わけぎ
・・・・・・・・・・・・ 大さじ1（小口切り）
※または、クレソンでもOK

作り方

1. 卵をボウルに割り入れ、泡立て器、またはフォークでよくかき混ぜる。
2. 中型の鍋にチキンスープ、しょうゆ、しょうがを入れ、中火にかける。
3. 弱火にし、**1**の卵をお湯の上に少量ずつそっと置くように入れていく。
4. さらに残りの卵を同じようにゆっくりと入れ、そのまま1分ほどおく。
5. 卵が、ふんわり広がりながら浮かんできたら、完成。器に入れ、ねぎを飾る。

オーガストMEMO

卵をスープに入れる時、大きめのスプーンを使うとうまくいきます。作っている最中、絶対にスープをかきまぜないよう注意！

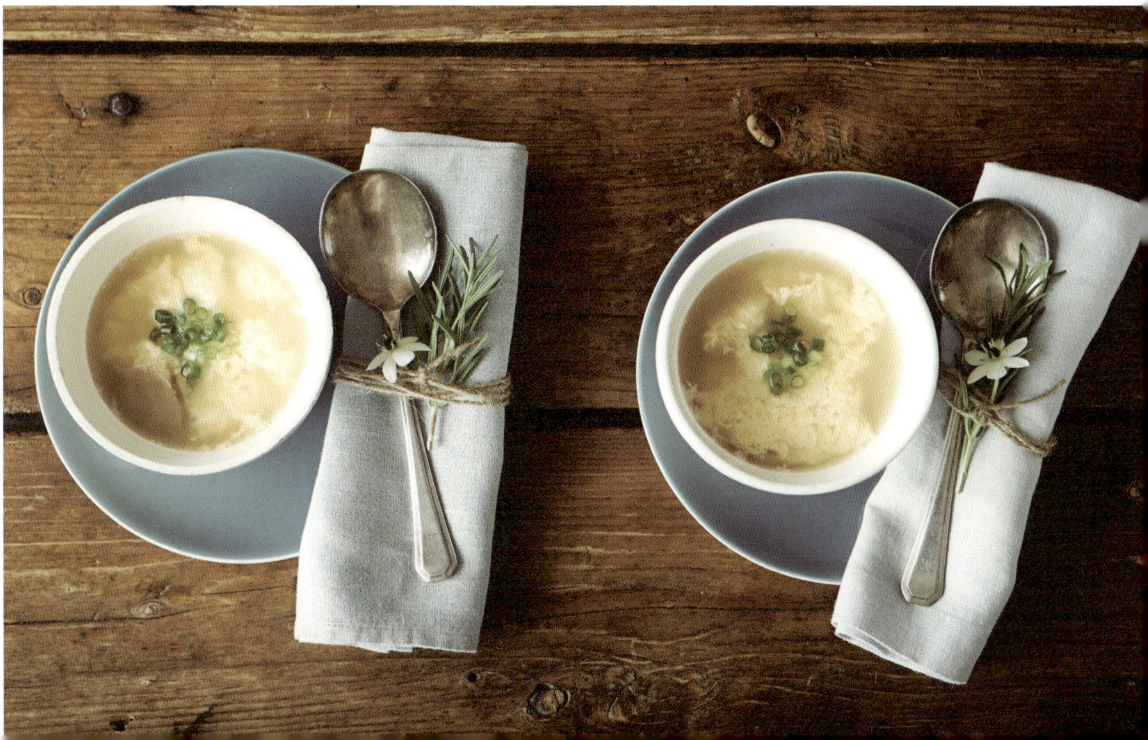

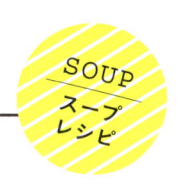

ポーチドエッグ入り野菜スープ

野菜だけなのにとてもコクがあり、食べごたえもあるスープ。
市販の無添加の野菜スープを温めて使ってもOK。

材料（2人分）

ポーチドエッグ…………… 2個
水 ……………………… 300ml
バター …………………… 20g
完熟トマト ……………… 250g
（種を取り除きさいの目切り）
レタス ………… 3枚（千切り）
じゃがいも ………… 中3〜4個
（皮をむき、さいの目切り）
海塩 …………… 2〜3つまみ
黒胡椒 …………………… 適量

作り方

1. 飾り用に、トマト大さじ1程度、レタスひとつまみ程度を別にしておく。
2. 深鍋にバターを入れて中火で溶かし、レタスを入れかき混ぜながら弱火で約2〜3分火を通す。
3. トマト、水、じゃがいもを加え、強火で沸騰させた後、中火にしてじゃがいもがやわらかくなるまで7〜8分加熱する。
4. ミキサーに**3**を入れ、約2分間まわしてピューレ状にした後、鍋にもどし弱火にかけ、海塩、黒胡椒で味をととのえる。
5. P.40の方法でポーチドエッグを作り、スープ用のボウルの真ん中におき、まわりから**4**のスープを注いでトマトとレタスを飾る。お好みで、海塩と黒胡椒をかけてもOK。

オーガストMEMO

卵をくずして、スープと混ぜながら食べると美味しいですよ！

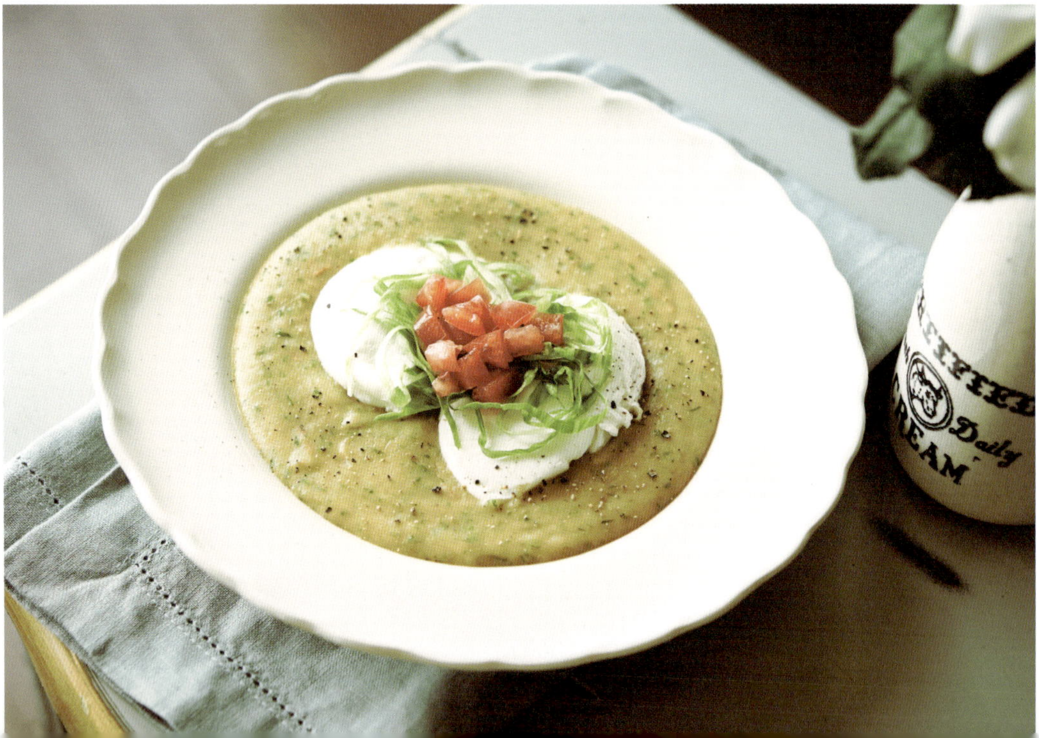

イタリアン エッグドロップスープ

簡単なので、学生時代に寮の電熱器でよく作っていました。
卵1個でスピーディに作れるので、朝食にお勧め。

材料（2人分）

チキンスープ･････････････400ml
卵 ･･･････････････････････････ 1個
パルミジャーノ
･･････････ 小さじ1(すりおろす)
ルッコラ または
その他の緑の葉野菜 ･･ 100g程度
海塩 ････････････････ 2〜3つまみ
黒胡椒 ･････････････････････ 適量

作り方

1. ルッコラなどの葉野菜は細かく刻む。
2. 中くらいの鍋にチキンスープをいれ、中火で加熱する。
3. その間、ボウルに卵、パルミジャーノ、挽きたての黒胡椒を入れ泡立て器でかき混ぜる。
4. **2**のスープが沸騰してきたら、**1**の葉野菜を入れる。
5. 鍋に**3**を流し入れ、菜箸を左右に揺らしてやさしく混ぜ、1分ほどそのまま弱火で加熱する。
6. 海塩、黒胡椒を加えて味をととのえる。

オーガストMEMO

こんなふうに軽く火を通す程度なら、葉野菜の栄養は失われません。チコリやクレソンなどもおいしいですよ。

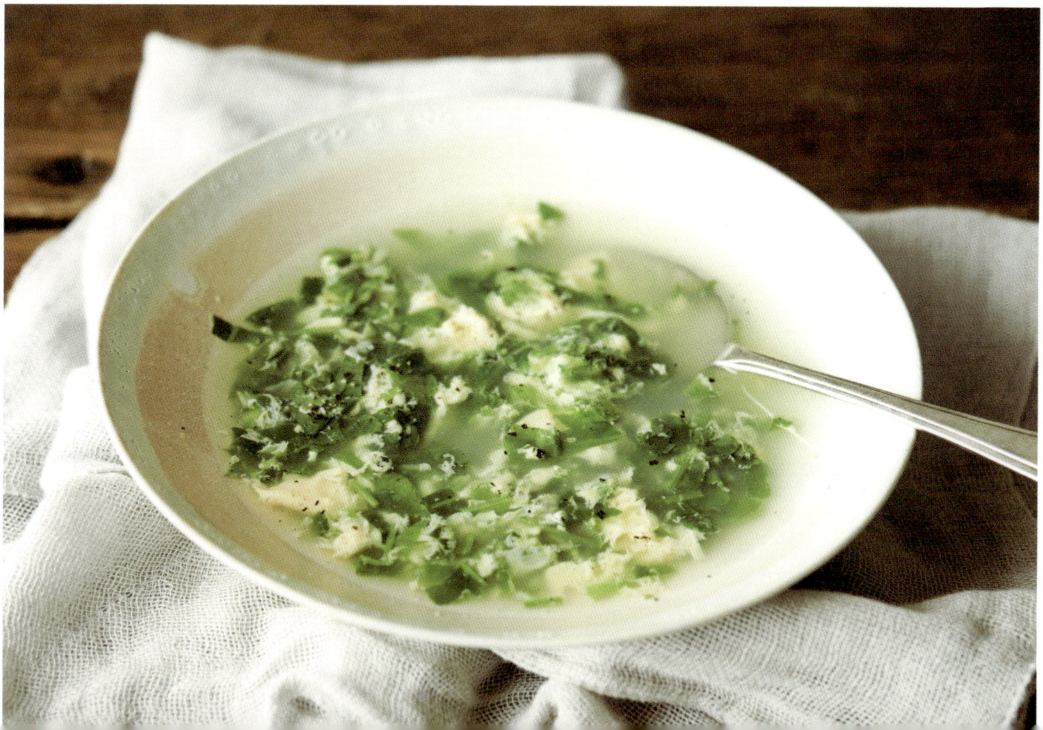

SWEETS
スイーツレシピ

RECIPE 4

PART5

イタリアンカスタードクリーム

糖質は老化を進める最大の原因ですが、どうしても甘いものが欲しい時は、
卵を使ったこんなソースをフルーツにかけて食べるのがお勧めです。

材料（2人分）

卵の黄身	2個分
砂糖	75g
小麦粉	25g
牛乳	200ml
レモンの皮	1/4個分
氷	適量

作り方

1. 鍋に黄身と砂糖を入れ、黄身がうすい黄色になりとろりとするまでよく混ぜる。
2. **1**に小麦粉を大さじ1ずつ、よく混ぜながら入れる。
3. 弱火で温めておいた牛乳をゆっくり**2**にそそぎ、固まらないようによく混ぜる。
4. **3**の鍋を弱火にかけ、5分ほど泡立て器でかき混ぜながら火を通す。
5. クリームが木のスプーンにからまるようになったら、鍋を氷と水を入れたボウルにつけ、さらに2〜3分かきまぜ、レモンの皮を加える。

オーガストMEMO

作りたての温かいままでも、冷やしても、どちらでも美味しいですよ！　冷やす場合は、冷蔵庫に数時間ほど置いてください。ベリーや刻んだチョコレートを入れてもOK。

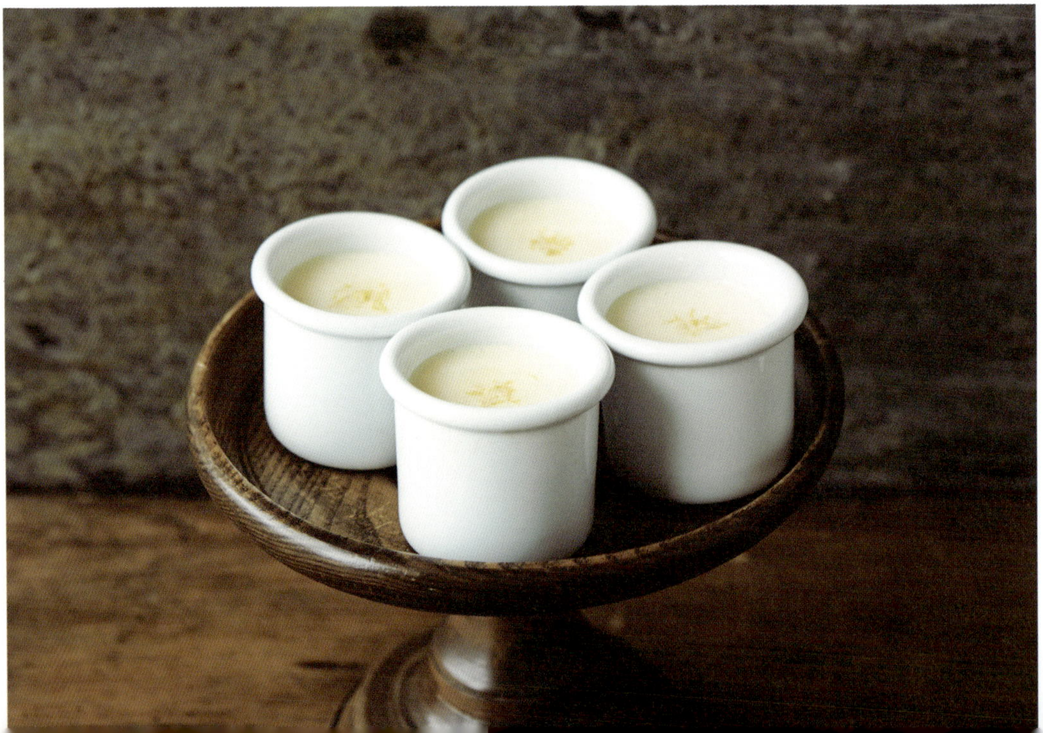

ブランデーエッグノッグ

クリスマスなどイベントの時に作って飲む、卵酒のようなもの。
栄養があり温まるので、風邪気味の時などにもお勧めです。

材料（2人分）

卵	3個
牛乳	400ml
砂糖	30g
バニラエッセンス	小さじ1/2
生クリーム	10ml
ブランデー	50ml
海塩（細かいタイプ）	少々
シナモン	適量
ナツメグ	適量

作り方

1. 小さな鍋に牛乳を入れて温め、沸騰する前に火からおろしておく。
2. 別の少し大きめの鍋に卵、砂糖、海塩を入れてよく混ぜる。
3. **1**の牛乳の半量を**2**に入れ、弱火にかけて、スプーンにからまるようにとろみがつくような感じになるまで約10分間程度かき混ぜる。
4. 火から下ろし、残りの牛乳を入れ、バニラエッセンスを加えてさらによく混ぜる。
5. 冷水をはった大きなボウルに鍋をつけ、かきまぜながら冷ましたら、蓋をして冷蔵庫に数時間～一晩おいておく。
6. 食べる直前に生クリームを泡立てておく。
7. 冷やしておいた**5**にブランデーを混ぜ、**6**のホイップクリームの中にそっと入れる。
8. 小さめのカップに注ぎ、シナモンとナツメグをトッピングする。

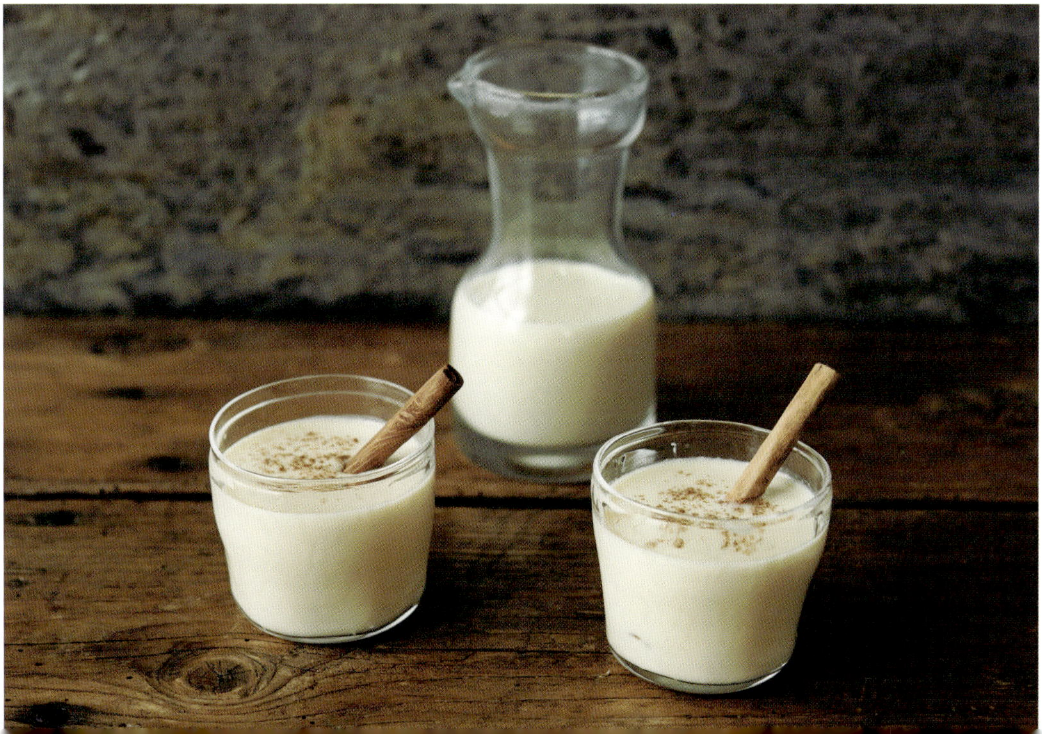

TELL ME! AUGUST

教えて！オーガスト4

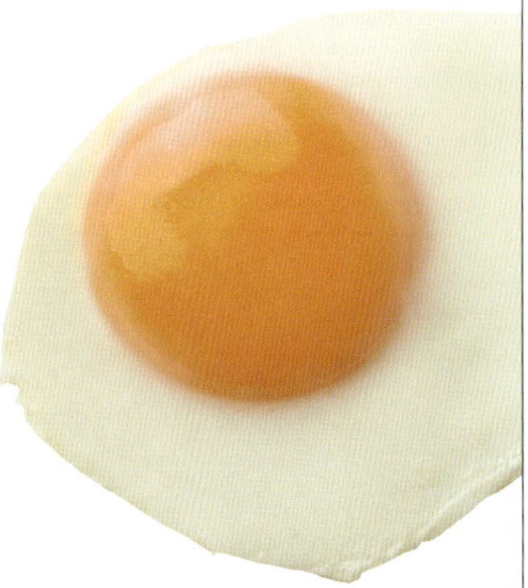

QUESTION

卵でダイエットできるって、本当？

A 毎日卵を食べることで、体重が減少するというデータがあります。

ただし「卵に入っている栄養素に脂肪燃焼効果がある」ということではありません。卵で空腹感をコントロールすることで、太りやすい食べ方のクセ、ダイエットに失敗してしまう原因を、変えることができるのです。

QUESTION

なぜ卵で、空腹感をコントロールできるの？

A 脂肪と糖質だけのジャンクフードでお腹いっぱいにしても、すぐお腹が空きますよね。これは脳が体内の栄養不足を察知し、パニックを起こしている状態。脳は栄養不足を察知すると、グレリンという空腹を感じさせるホルモンを分泌し、「もっと食べなさい」という指令を与えるのです。卵のように栄養が濃いものを摂っていると、血液には栄養成分が濃くなるので、たとえ少々胃に空間があっても、グレリンは分泌されにくくなります。つまり卵には脳を不安にさせないような栄養がしっかりあるので、卵を食べると空腹感を感じにくくなるのです。

QUESTION

なぜジャンクフードは、食べてもすぐにまた食べたくなるの？

A 人間の体は空腹を感じると、「早く血糖値を上げないといけない」と考え、どうしても早くエネルギーになるものに手を出してしまうんです。だから、スイーツやジャンクフードのような、最も脂肪として残りやすいものを食べてしまいがちです。その結果、栄養不足でさらに空腹感が強くなり、ジャンクフードを食べるという悪循環になるのです。

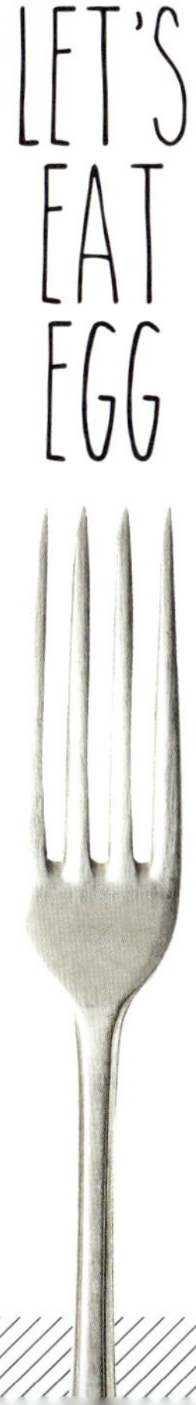

QUESTION

具体的には、どんなふうに卵を食べればダイエットに成功できるのでしょう？

A 朝食で卵を食べると、お昼も夜も、食欲のコントロールがしやすくなります。なぜかというと、朝食で卵を食べることにより、午前中、ずっと血液中にしっかり栄養が流れているからです。血液に必要なものが流れていれば、脳はパニックを起こさず、「大食いしなさい」という指令を出すこともありません。だからお昼も落ち着いて、冷静にヘルシーなメニューを選ぶことができるのです。これが、卵のダイエット効果です。

教えて！オーガスト④

QUESTION

朝は食欲がなくて、卵が食べられないのですが？

A 「朝は食欲がない」という人が卵をしっかり食べるためには、夜を変えればいいんです。夜は消化しやすいものを、少なくとも寝る2時間前までに食べておくと、消化がとてもラクなので、朝6時くらいにお腹がグーグー鳴って目がさめます。

GOOD MORNING

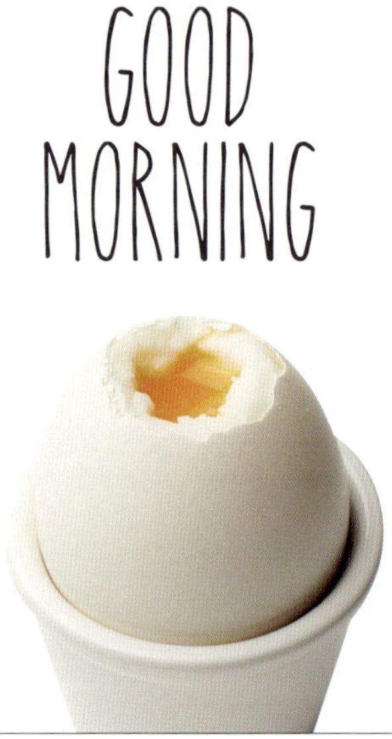

QUESTION

朝食には、卵のほかにどんなものを食べればダイエットにいいのですか？

A ぜひ、たっぷりの生野菜、特に緑の濃い葉野菜を良質な油といっしょに摂ってください。酸性食品ばかりの食生活を続けていると、血液だけでなく、あちこちの内臓のpHバランスが崩れてきます。すると体は、酸から内臓を守るために内臓脂肪を増やします。大切なのは、卵と生野菜を同時に摂ること。「朝に生野菜を食べそびれたから、ランチで」という考え方はNG。ふだんの食事でも、肉や魚、卵、炭水化物などの酸性の食品を食べる時は必ず生野菜をプラスしてpHバランスをよくすれば、体は「この内臓脂肪はもう必要ない」と判断し、脂肪を排出してくれるので、自然にスリムになることができるのです。

QUESTION

朝は忙しくて、卵を調理している暇がありません。

A 朝が苦手な人はエッグスムージー(→ P.16 参照)か、それも作る暇がなければ、前もってゆで卵にして冷蔵庫に入れておくのもひとつの方法です。私はサラダ用の葉野菜も、ちぎってサラダスピナーに入れ、冷蔵庫に入れています。朝、そこから葉野菜をとってお皿に置き、同様に冷蔵庫から出したゆで卵をナイフか手で割って乗せ、その上にオリーブオイルと海塩を掛ければもう出来上がり。包丁もまな板も不要です。

COLUMN

肥満症の人たち数十人が、朝食以外の食生活や運動不足というスタイルを変えず、いつもの朝食に卵をプラスした時に、どういう変化が現れるかという実験結果があります。

半分の人には、いつもの朝食に卵 1 個をプラスしてもらい、残りの半分の人には朝食にベーグル 1 個をプラスしてもらいました。その結果、卵を食べた人たちは一切太らず、ベーグルを食べた人たちは、さらに太ったのです。

血液検査をすると、「＋卵グループ」は善玉コレステロールが増えて、悪玉コレステロールが減り、中性脂肪も減り、お昼に食べる主食の量が少なくなりました。「＋ベーグルグループ」は検査の結果が悪かったうえ、お昼に大食いするようになりました。

この結果を見てもわかるように、朝食で大切なのは、お腹の満腹感を得ることではなく、脳に十分な栄養をとっているという満腹感を与えること。脳が欲しているのはベーグルの糖質ではなく、卵のたんぱく質だったことが証明されました。

卵と葉野菜は
冷蔵庫に
常備しておきましょう！

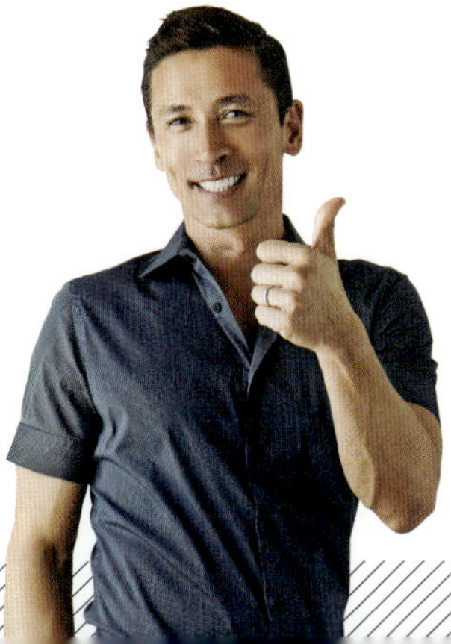

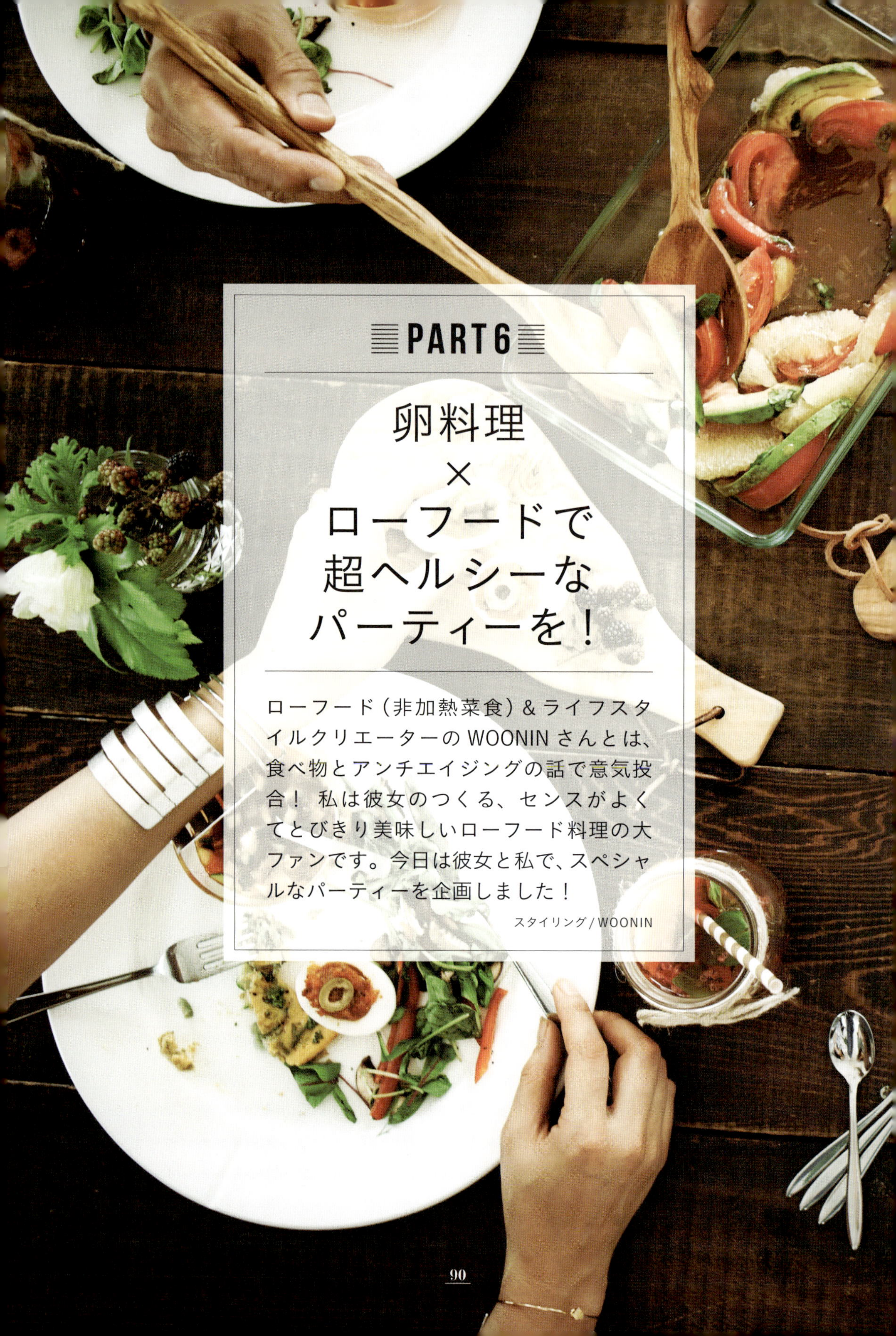

PART 6

卵料理
×
ローフードで
超ヘルシーな
パーティーを！

ローフード（非加熱菜食）＆ライフスタイルクリエーターの WOONIN さんとは、食べ物とアンチエイジングの話で意気投合！ 私は彼女のつくる、センスがよくてとびきり美味しいローフード料理の大ファンです。今日は彼女と私で、スペシャルなパーティーを企画しました！

スタイリング / WOONIN

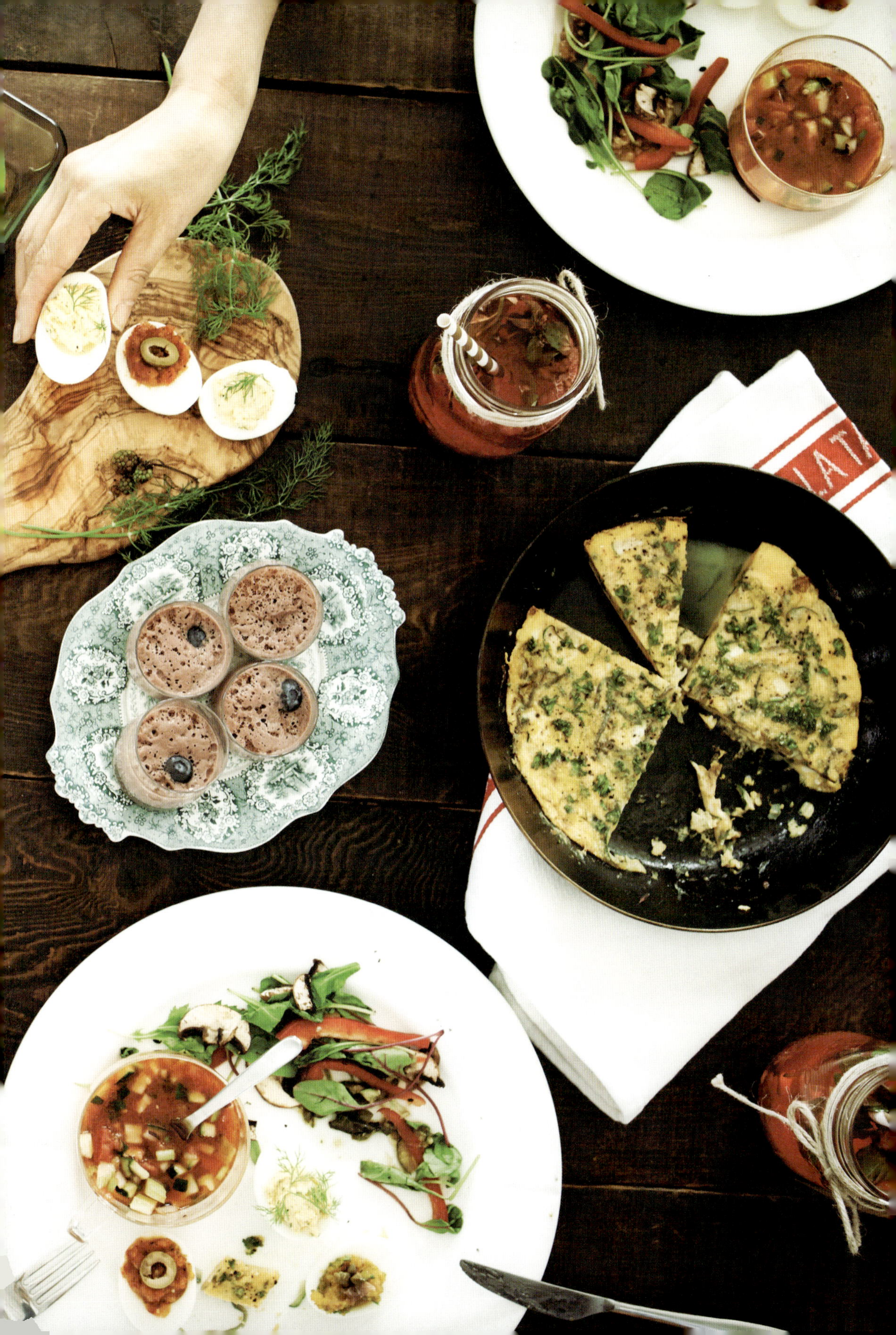

ズッキーニと赤玉ねぎのフリッタータ

先に作っておけるのでパーティーにとても便利！
オーブンで仕上げる時は必ず持ち手まで鉄製の鍋で。
テフロン加工もNG。

オーガスト MEMO

卵の鮮度を見て、白身が固めであれば、水の分量を増やしてください。常温でおいておくのは可能ですが、バターが冷えて風味が落ちるので、冷蔵庫では保存しないでください。

材料（3〜4人分）

卵 ························ 4個
水 ···················· 大さじ1
赤玉ねぎ ········ 1/4個（薄切り）
ズッキーニ
·········· 1/2個（薄めの輪切り）
パセリ ···· 大さじ2（みじん切り）
海塩 ·················· 2つまみ
黒胡椒 ···················· 適量
無塩バター ················ 50g

作り方

1. 大き目のボウルに卵、水を入れ、よく混ぜる。
2. 大きめのフライパンに30gのバターを入れ、ごく弱火で溶かす。
3. 赤玉ねぎを入れ、弱火〜中火で透明感が出るくらいまでよく炒めたら、ズッキーニを加えしんなりするまでさらに5分程度炒める。
4. バター20gを加え、フライパンにまんべんなくまわるように溶かす。
5. フライパンに卵を注ぎ入れ、赤玉ねぎとズッキーニが均等になるよう広げる。
6. フライパンの上から海塩と黒胡椒を振り、パセリを入れ、フライパンから卵が離れる固さになるくらいまで弱火で約3〜4分ほど加熱する。
7. フライパンに蓋をして5〜6分蒸らして仕上げる。持ち手まで鉄製の小さい鍋があれば、蒸らさずにオーブンで仕上げるとさらに美味！
8. 室温で冷ましてから、ピザのように放射状に切っておく。

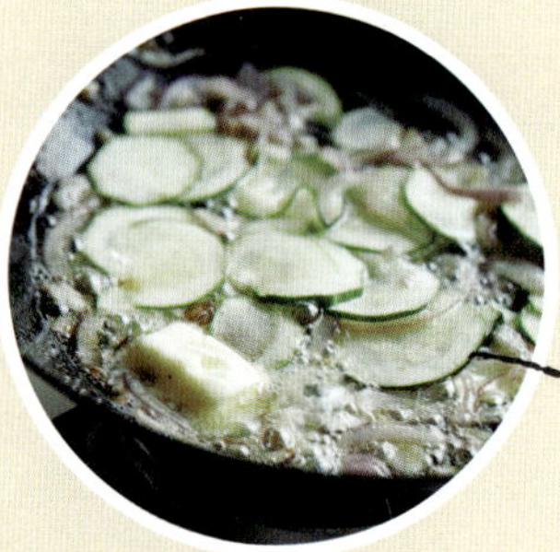

バターで赤玉ねぎ、ズッキーニの順に炒め、バターを追加。

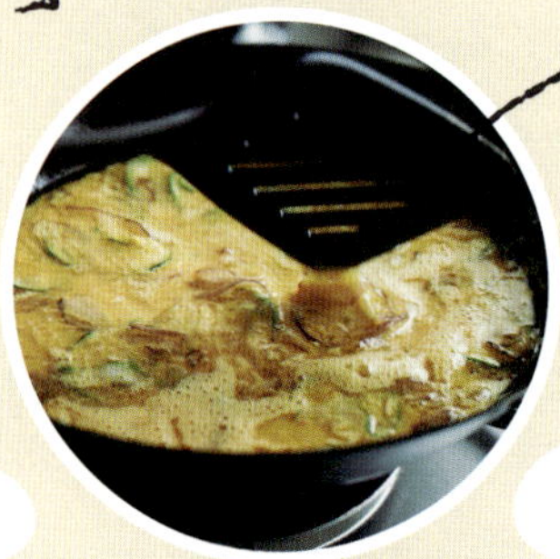

水を加えた卵を入れ、具を均等にする。

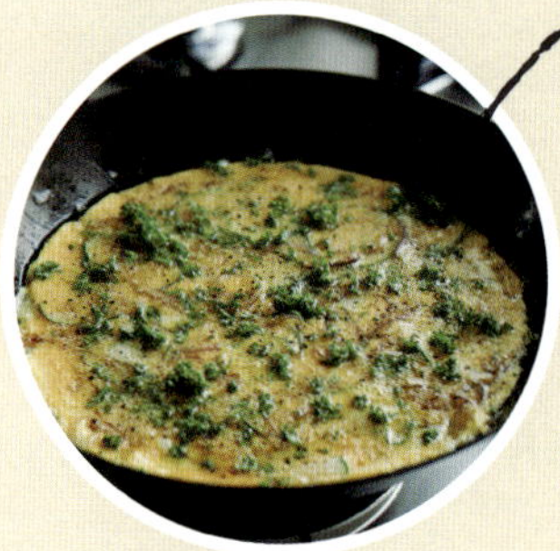

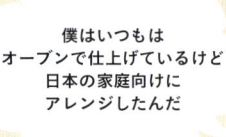

調味料を入れ、ふちが固まりかけるまで弱火で加熱。

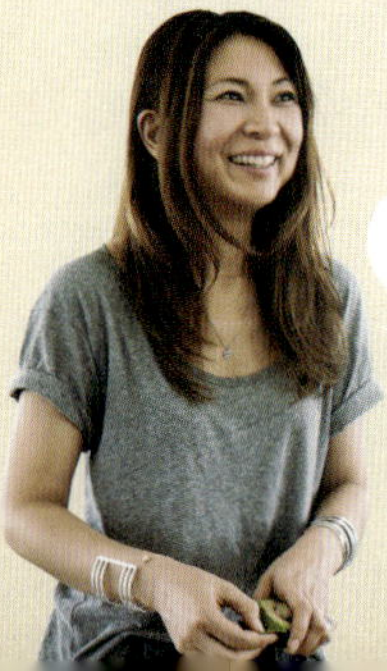

パセリを使うと彩りがきれいだね！

僕はいつもはオーブンで仕上げているけど日本の家庭向けにアレンジしたんだ

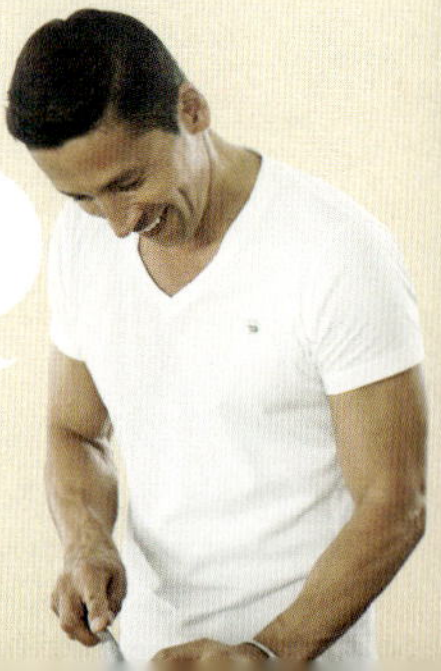

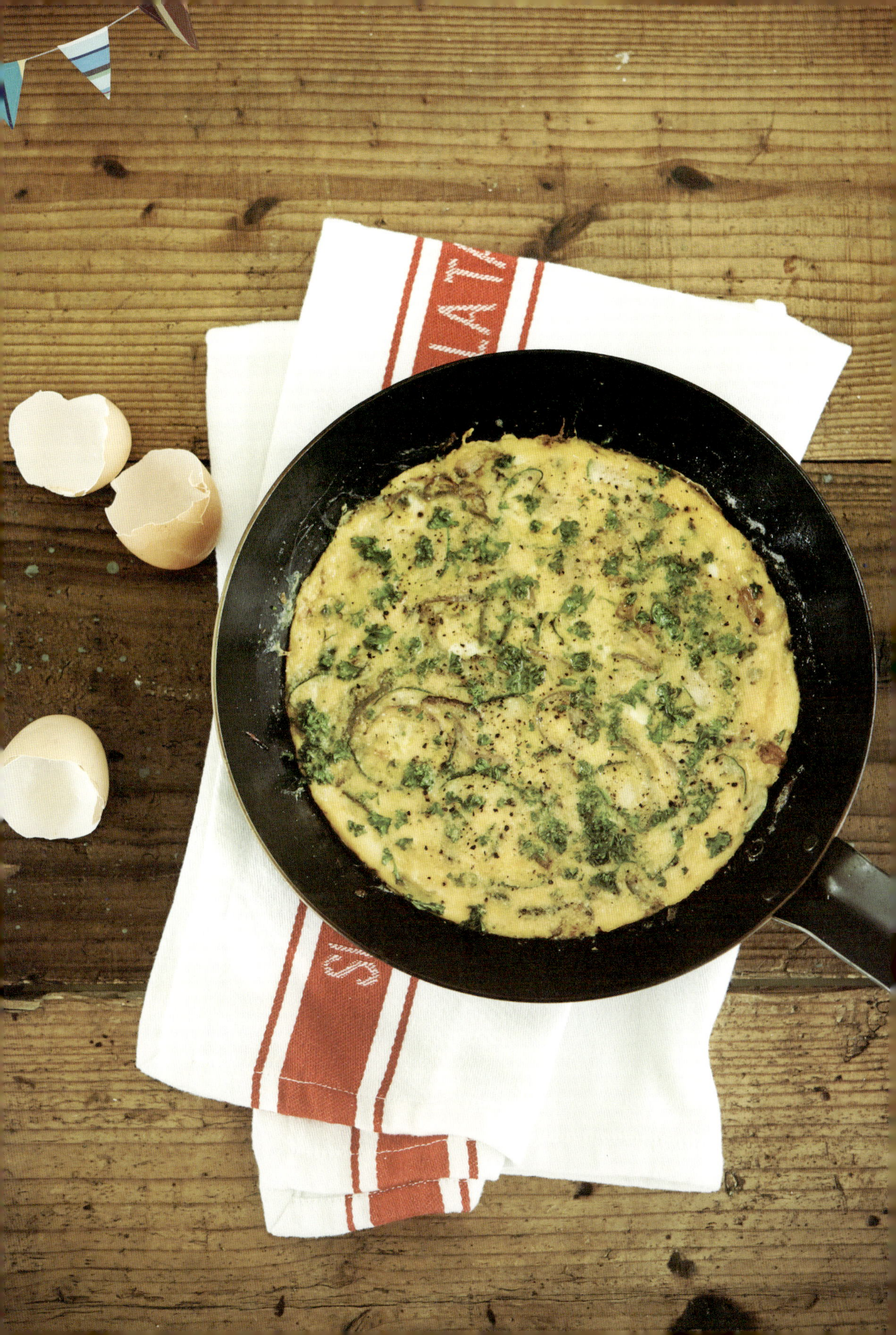

サンドライトマトのスタッフドエッグ

みんなが集まって、とりあえずシャンパンで乾杯！
というときに、食べやすくて喜ばれるメニュー。
具材を変えれば、色々とアレンジできます！

材料（4人分）

卵 …………………… 大4個

A
- サンドライトマトのオイル漬け ……………………… 60g（ペーパータオルで余分な油を取り、細かく刻む）
- エキストラバージンオリーブオイル …… 大さじ2
- 赤ワインビネガー …· 小さじ1
- にんにく…· 1/2片（みじん切り）
- タイムの葉 ….. 小さじ1/4（細かく刻む）
- ※ドライハーブの場合 小さじ1/8
- 海塩（細かいタイプ）· 小さじ1/4
- 黒胡椒 ……………… 適量

【トッピング】

種なしオリーブ ………… 4個分（半分に切る）

作り方

1. 卵はP.32の方法で固めに作って殻をむき、縦半分に切って注意深く黄身と白身を分けておく。
2. 白身は、穴を上にして皿におく。黄身はボウルに入れ、フォークの腹で押しつぶしておく。
3. 黄身の入ったボウルに**A**を加えフォークで細かくなるまでよく混ぜる。木のスプーンですりつぶすようにして、なめらかになるまでさらによく混ぜる。
4. **3**を8等分し、ティースプーンで白身のくぼみに盛り付け、それぞれの上にオリーブを飾る。

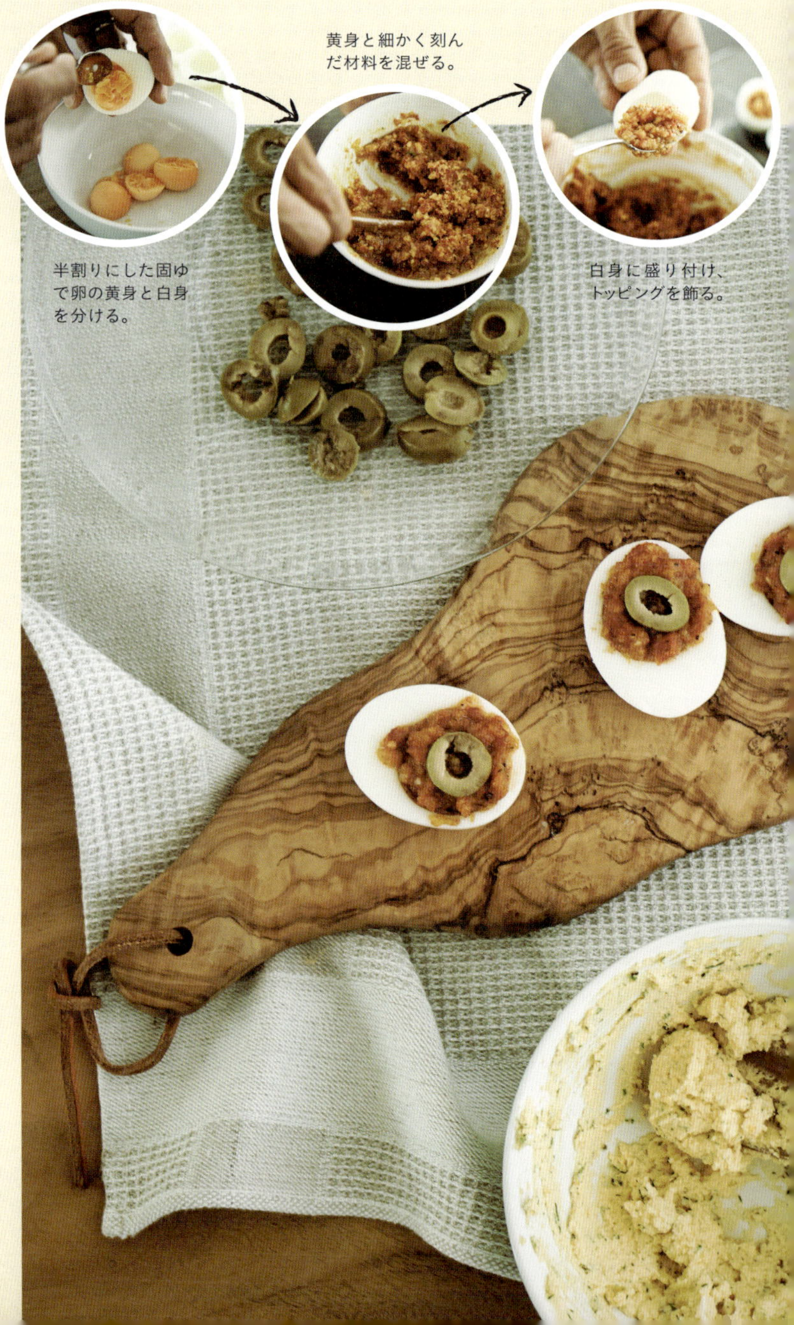

半割りにした固ゆで卵の黄身と白身を分ける。

黄身と細かく刻んだ材料を混ぜる。

白身に盛り付け、トッピングを飾る。

オーガストMEMO

オリーブオイルを2回に分けて加えると混ざりやすいです。また新鮮な卵の殻はきれいにむきにくいので、その場合、お湯からあげたらすぐ冷たい氷水に漬けておくといいでしょう。

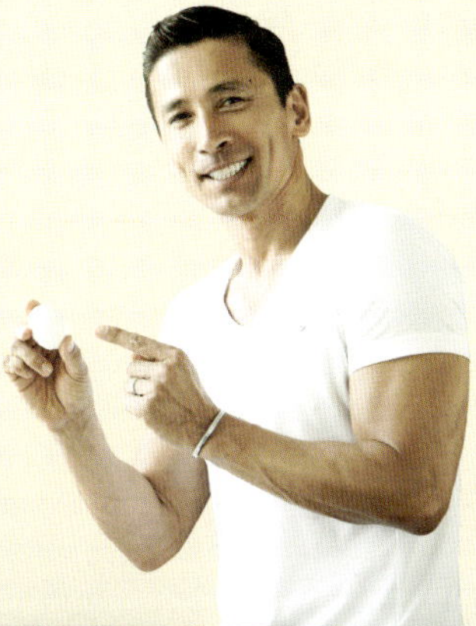

見た目も
華やかで楽しげ。
つまみながら、会話も
盛り上がります！

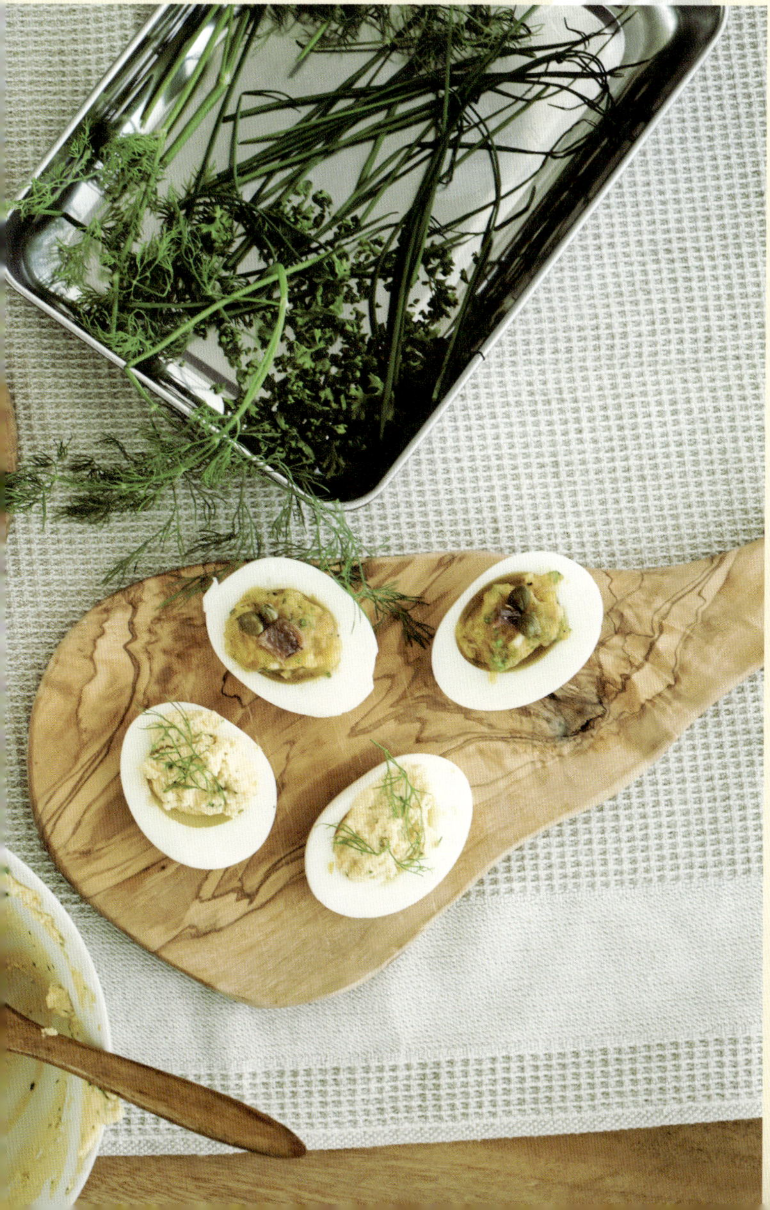

シェーブル、ディル＆チャイブのスタッフドエッグ

材料（4人分）

卵 …………………… 大4個

A
- シェーブルまたはソフトタイプのチーズ（常温） …………………… 70g
- 無塩バター（常温） …… 大さじ2
- ディルの葉 … 小さじ1と1/2（みじん切り）
- チャイブ … 小さじ1と1/2（みじん切り）
- 海塩（細かいタイプ）
- 黒胡椒 ………………… 適量

【トッピング】

ディルの枝

アンチョビとケイパーのスタッフドエッグ

材料（4人分）

卵 …………………… 大4個

A
- アンチョビフィレ … 3枚（水気を切り、細かく刻む）
- エキストラバージンオリーブオイル …… 大さじ3
- パセリ …… 大さじ1（みじん切り）
- にんにく … 1/4片（みじん切り）
- レモンの絞り汁 ……… 小さじ2
- 黒胡椒 ………………… 適量

【トッピング】

アンチョビフィレ ………… 1枚（8等分にカット）

ケイパー … 大さじ1（洗って水気をよく切る）

冷たい赤ワインのザバイヨン

赤ワインの香り高い、大人のデザート。
赤ワインは、手に入ればぜひサンジョヴェーゼ種で！

※少なくても4時間前に作って冷やしておいてください。

材料（5〜6人分）

卵の黄身……………… 4個分
グラニュー糖……………… 30g
赤ワイン（辛口）……… 175ml

作り方

1. 使用するボウルより小さめの鍋でお湯を沸かし、冷めないよう弱火にかけておく。卵の黄身と砂糖をステンレスのボウルに入れる。
2. ハンドミキサーの回転速度を遅いほうにセットして黄身と砂糖を混ぜ、薄い黄色になってとろみがついたらすぐにお湯の入った鍋の上にボウルを置く。この時、蒸気をあてる感じで、ボウルの底がお湯につかないように注意。
3. 赤ワインを加え、鍋を弱火にかけたまま8分〜10分ほどさらによく混ぜると、ふんわり大きく膨らんでくる。角が立ってすぐに倒れるくらいまでに泡立ったら、完成。
4. 鍋を火からおろし、スプーンでそれぞれのカップに盛り付け、4〜6時間冷蔵庫に入れる。

オーガストMEMO

鍋にお湯をわかしておいて、とろみがついたら鍋の上にボウルをすぐに置くのが、重要ポイント！　泡立てに失敗しても、ムースではなく、赤ワイン風味のクリームとして楽しめます。

卵黄と砂糖をとろみがつくまで混ぜる。

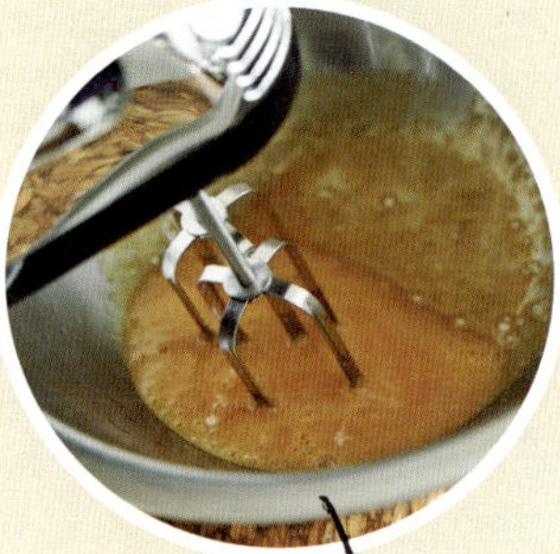

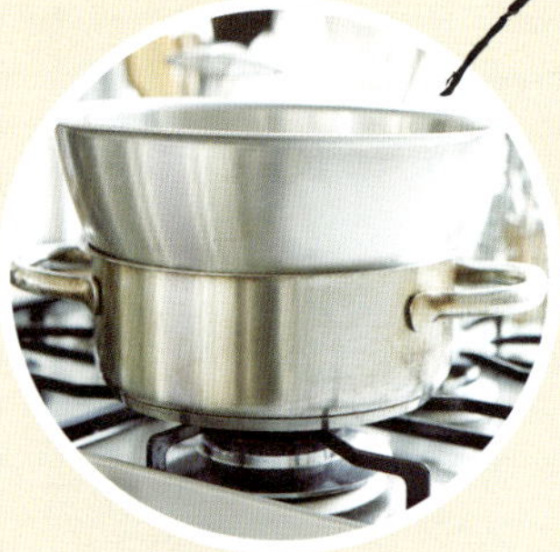

沸騰させない程度のお湯を弱火にかけた鍋の上にボウルを置く。

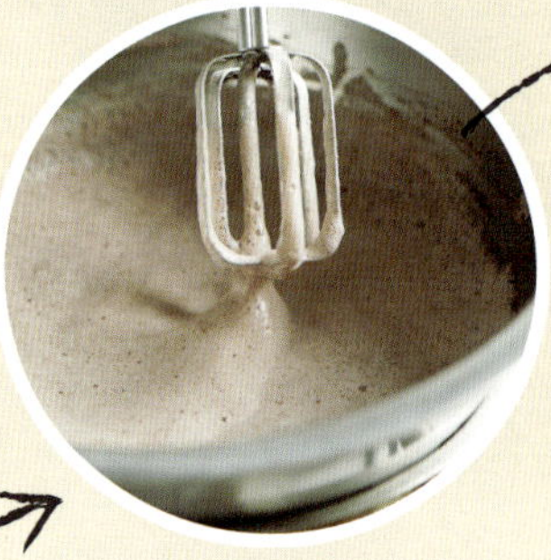

赤ワインを加え、火にかけたままふんわり泡立てる。

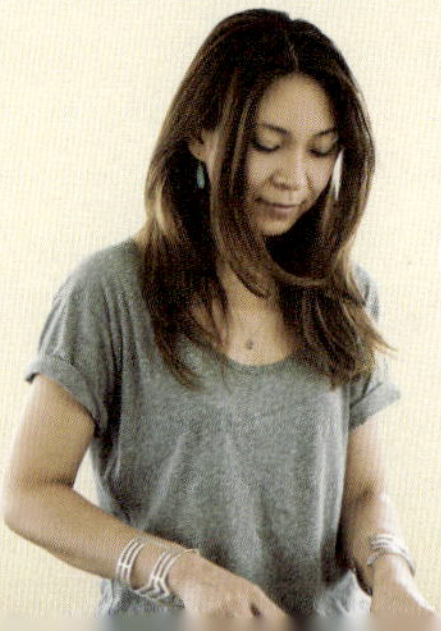

赤ワインのいい香りがたまらない！

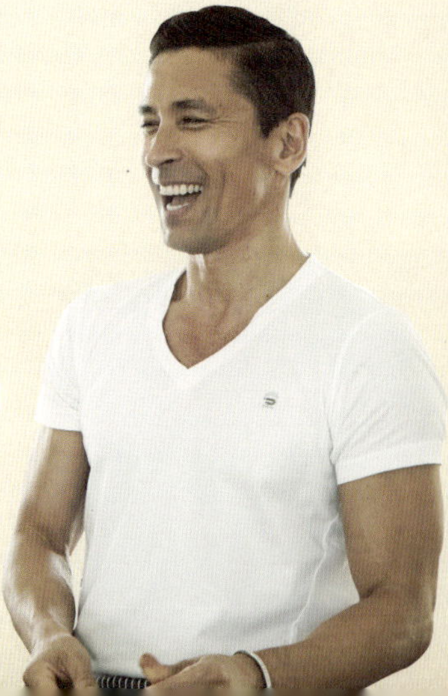

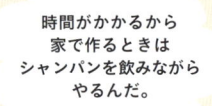

時間がかかるから家で作るときはシャンパンを飲みながらやるんだ。

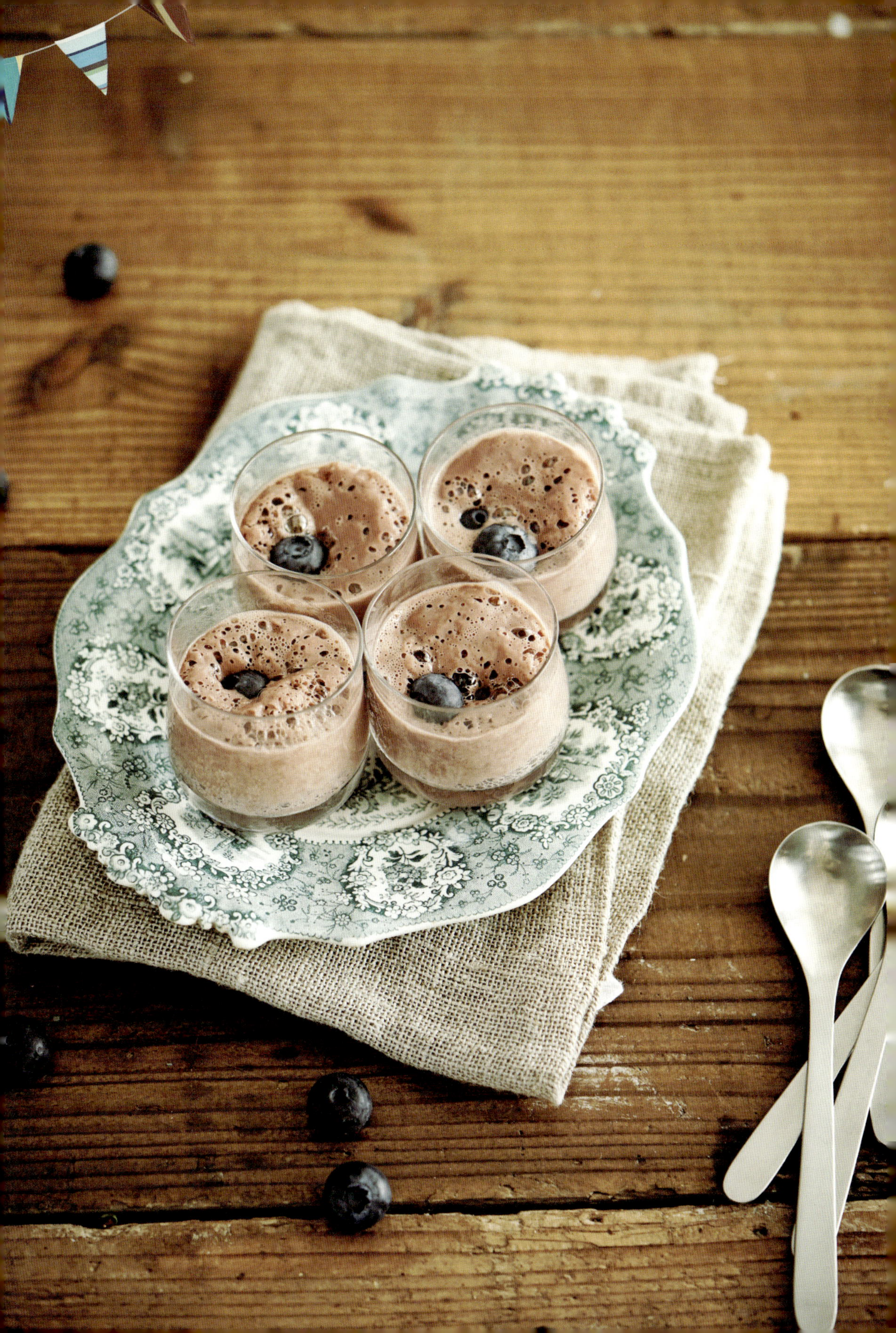

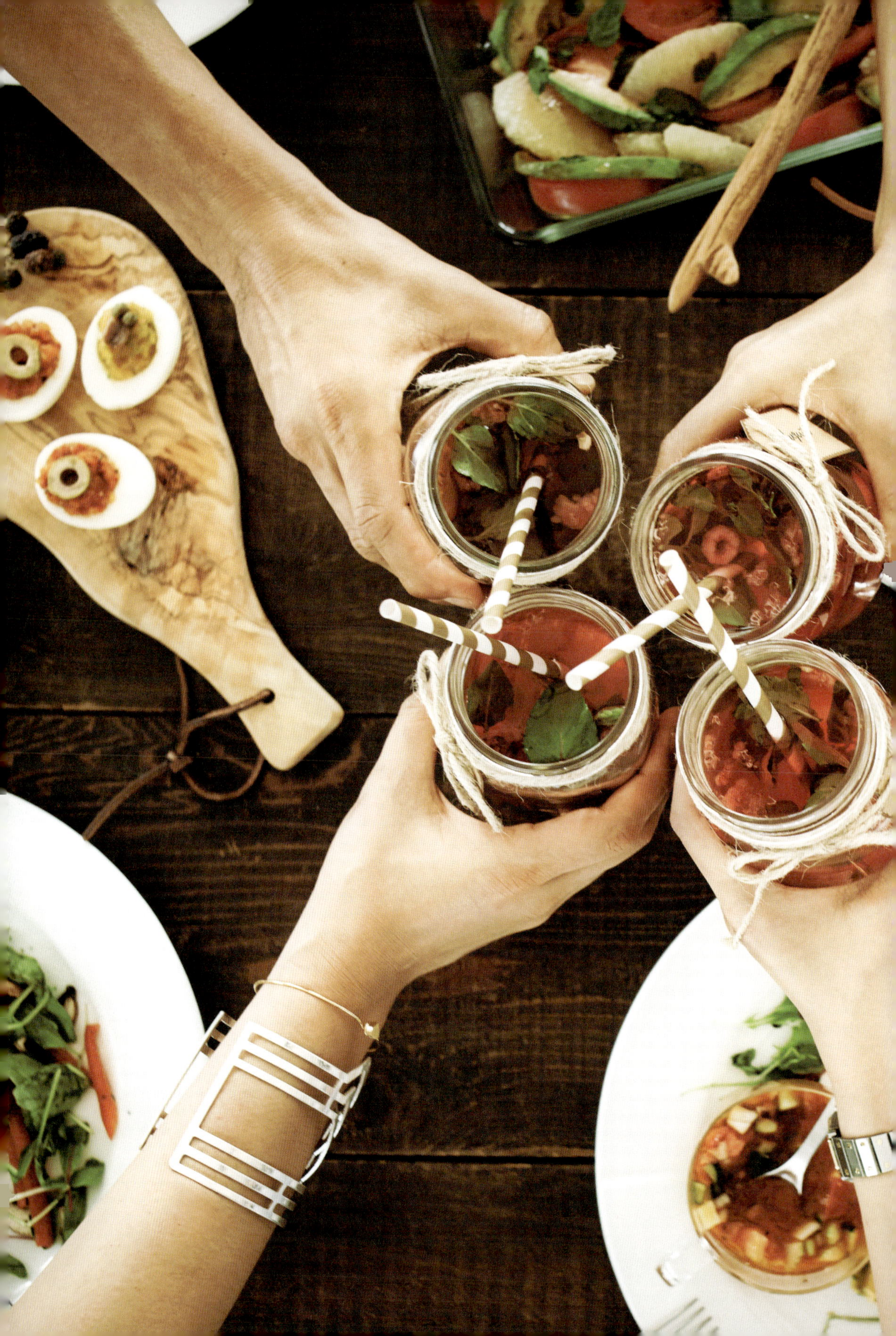

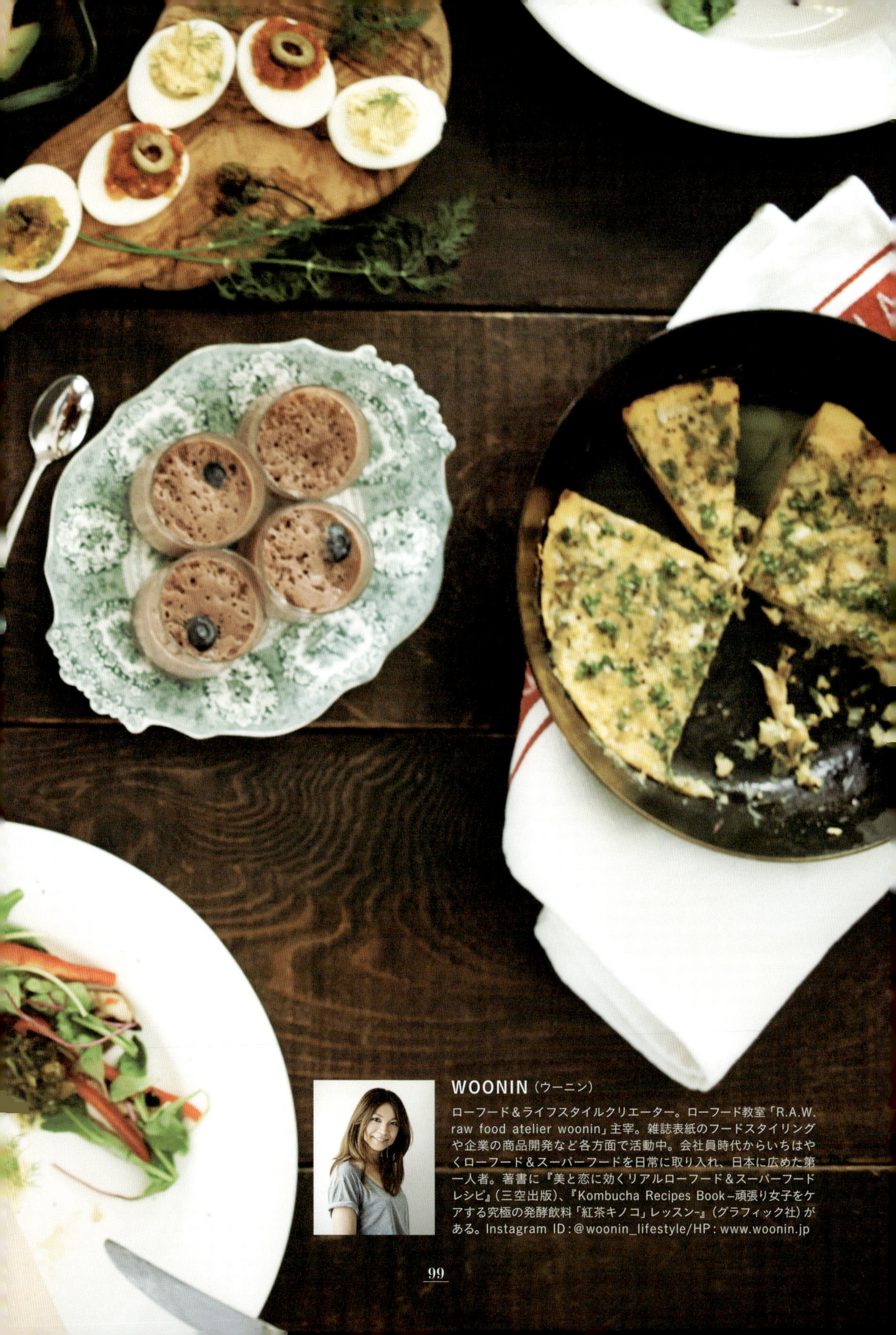

WOONIN（ウーニン）

ローフード＆ライフスタイルクリエーター。ローフード教室「R.A.W. raw food atelier woonin」主宰。雑誌表紙のフードスタイリングや企業の商品開発など各方面で活動中。会社員時代からいちはやくローフード＆スーパーフードを日常に取り入れ、日本に広めた第一人者。著書に『美と恋に効くリアルローフード＆スーパーフードレシピ』（三空出版）、『Kombucha Recipes Book－頑張り女子をケアする究極の発酵飲料「紅茶キノコ」レッスン－』（グラフィック社）がある。Instagram ID：@woonin_lifestyle/HP：www.woonin.jp

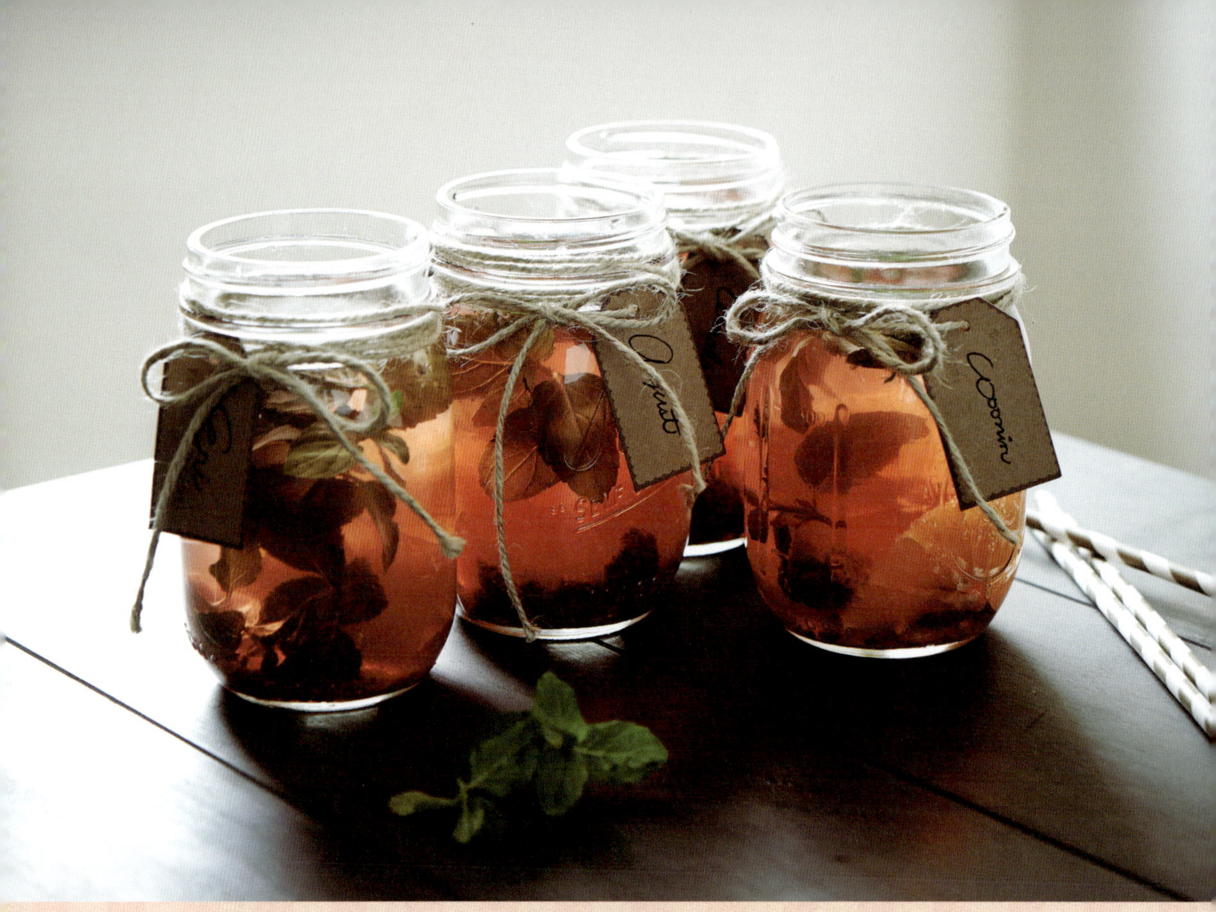

WOONIN's RAW FOOD MENU 1

レモンとオレンジとミントとラズベリーのフレーバーウォーター

きれいなピンク色の秘密は、冷凍ラズベリー。
色と味をプラスして、冷たさもキープできます。

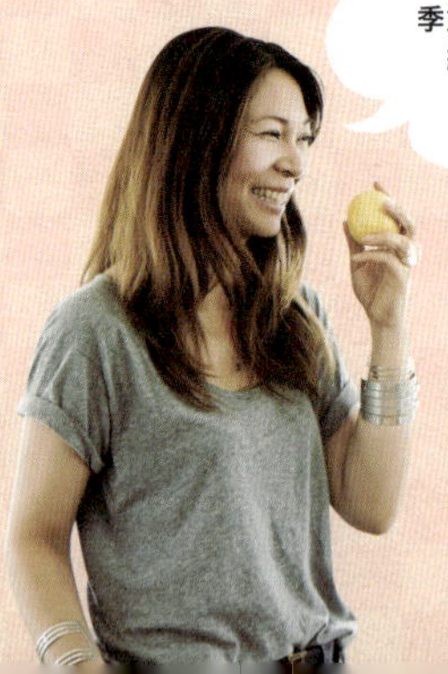

お好みのハーブや
季節のフルーツの
組み合わせは
自由自在！

材料（1人分）

レモン（スライスしたもの）･･･ 数枚
オレンジ（スライスしたもの）･ 数枚
ミントの葉･･････････････10枚程度
ラズベリー（冷凍）･･････ 大さじ1
水 ･･････････････････350ml 程度
（グラスの大きさに合わせてください）

作り方

グラスにレモンとオレンジ、ミント、冷凍ラズベリー、水を加え、完成。ピッチャーなどで、人数分まとめて作ってもOK。

WOONIN's RAW FOOD MENU 2

具だくさん彩りガスパチョ

野菜の水分がたっぷり出るので、ミキサー不要のガスパチョ。
みんなが驚く人気のメニューです！

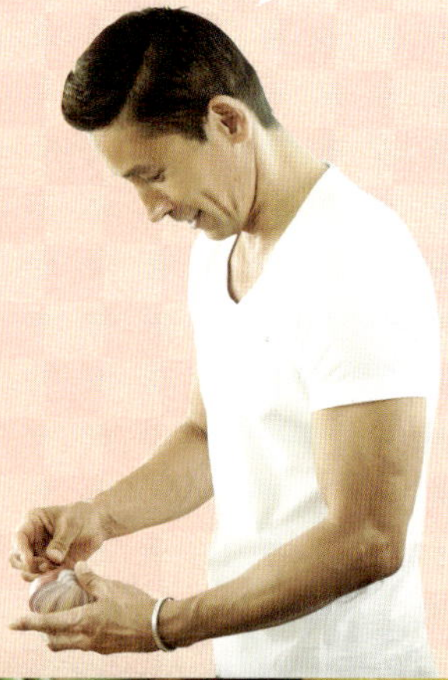
切って
混ぜてるだけなんて
信じられないほど
奥深い味！

材料（3〜4人分）

A	完熟トマト	2個（角切り）
A	きゅうり	1本（角切り）
A	万能ねぎ	4、5本（小口切り）
A	セロリ	1本（角切り）
A	玉ねぎ	大さじ2（みじん切り）
	海塩	小さじ1
B	エクストラバージンオリーブオイル	大さじ4
B	レモン絞り汁	1個分
B	チリパウダー	小さじ1
B	ガーリックパウダー	適量

作り方

1. Aの野菜をボウルに入れる。
2. 海塩を加え、全体を混ぜ合わせ、野菜から水分を出す。
3. Bの調味料を加え、混ぜ合わせた後、30分ほど冷蔵庫に置いて出来上がり。
※お好みで黒胡椒を振りかけても美味しいです。

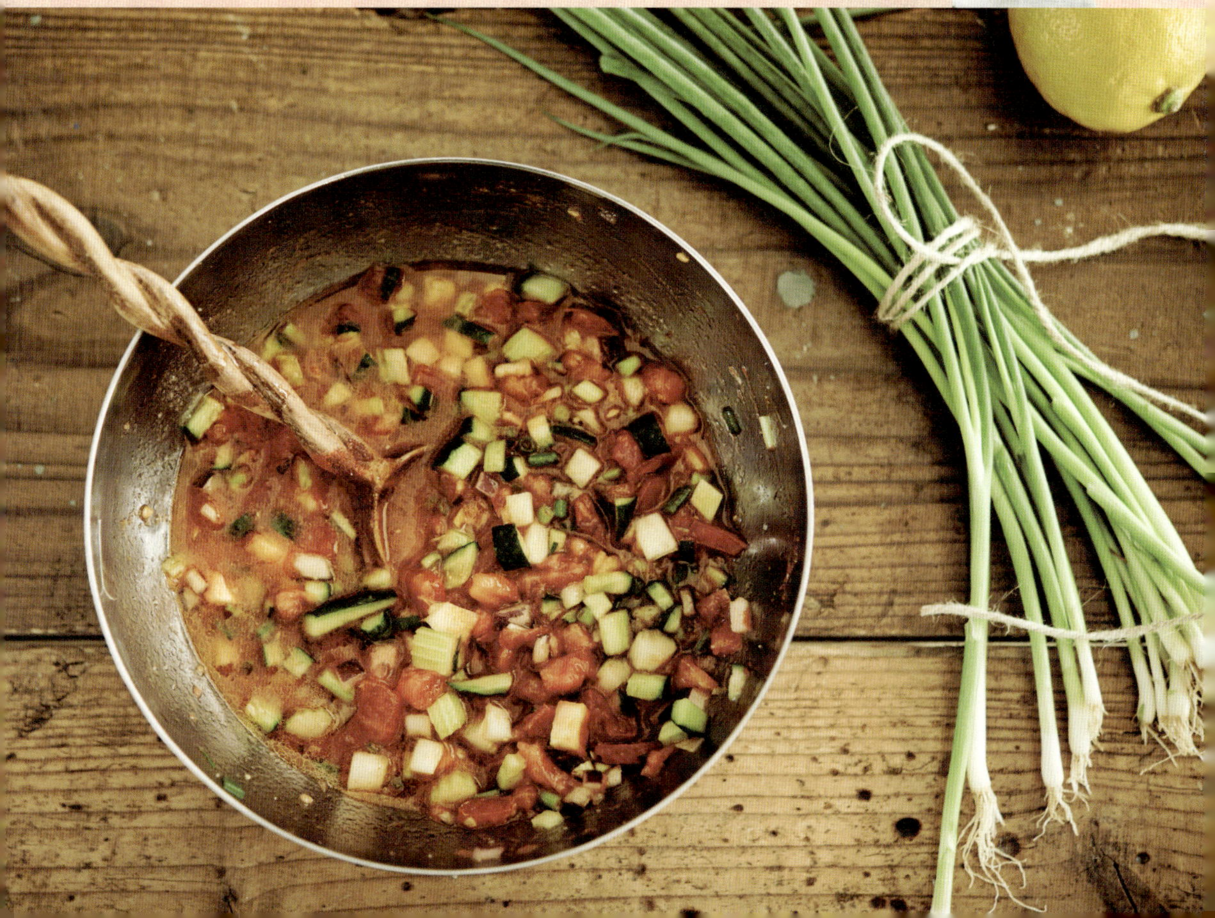

WOONIN's RAW FOOD MENU 3

アボカドとトマトと グレープフルーツのマリネ

素材の色がそのまま映えるローフードならではの
鮮やかな彩りが美しい一品。

材料（3～4人分）

完熟トマト………………2個
グレープフルーツ ………1個
アボカド…………………1個
ミント または バジル…… 適量
【マリネソース】
エクストラバージン
オリーブオイル… 大さじ3と1/2
リンゴ酢……………… 大さじ1
バルサミコ酢………… 小さじ1
海塩 ………………小さじ1/2
白胡椒…………………… 少々

作り方

1. マリネソースは混ぜ合わせておく。
2. トマトはくし切りにし、グレープフルーツは皮をむき、小房に分けてうす皮をとり、アボカドは縦半分に切り、縦に薄くスライスして、バットにバランスよく入れる。
3. マリネソースをまんべんなく**2**に注ぎ、20分ほど常温に置く。
4. ミントまたはバジルを散らして、出来上がり。

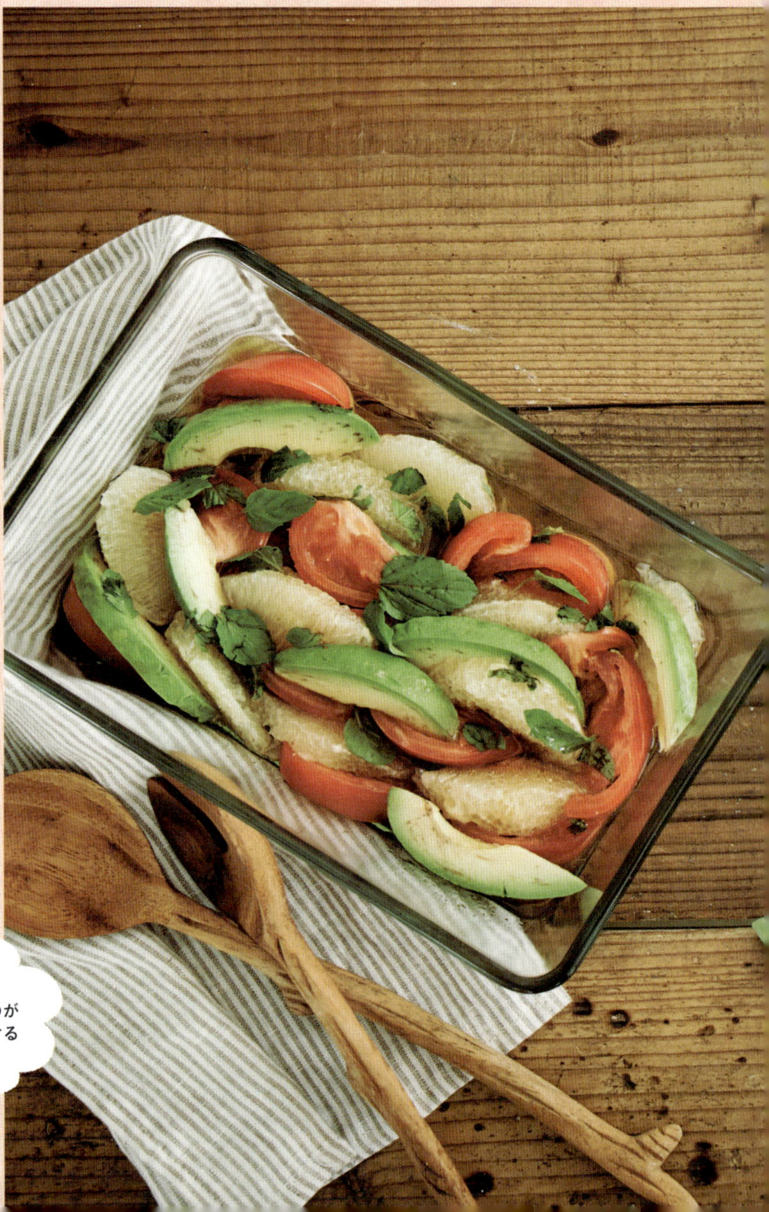

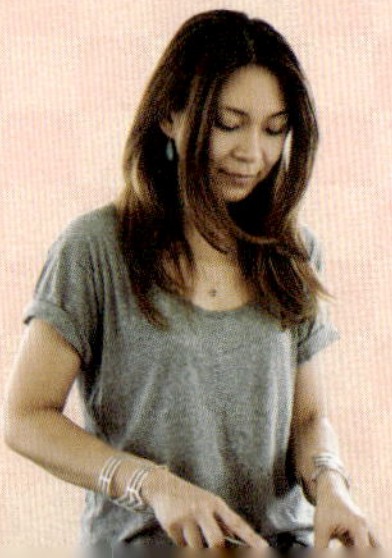

サイズと形を
同じにそろえるのが
きれいに盛り付ける
ポイント！

WOONIN's RAW FOOD MENU 4

和風ドレッシングの マッシュルームグリーンサラダ

ポイントは、すりおろしたきゅうりのドレッシング。
清涼感のある爽やかな香りは、卵料理と好相性！

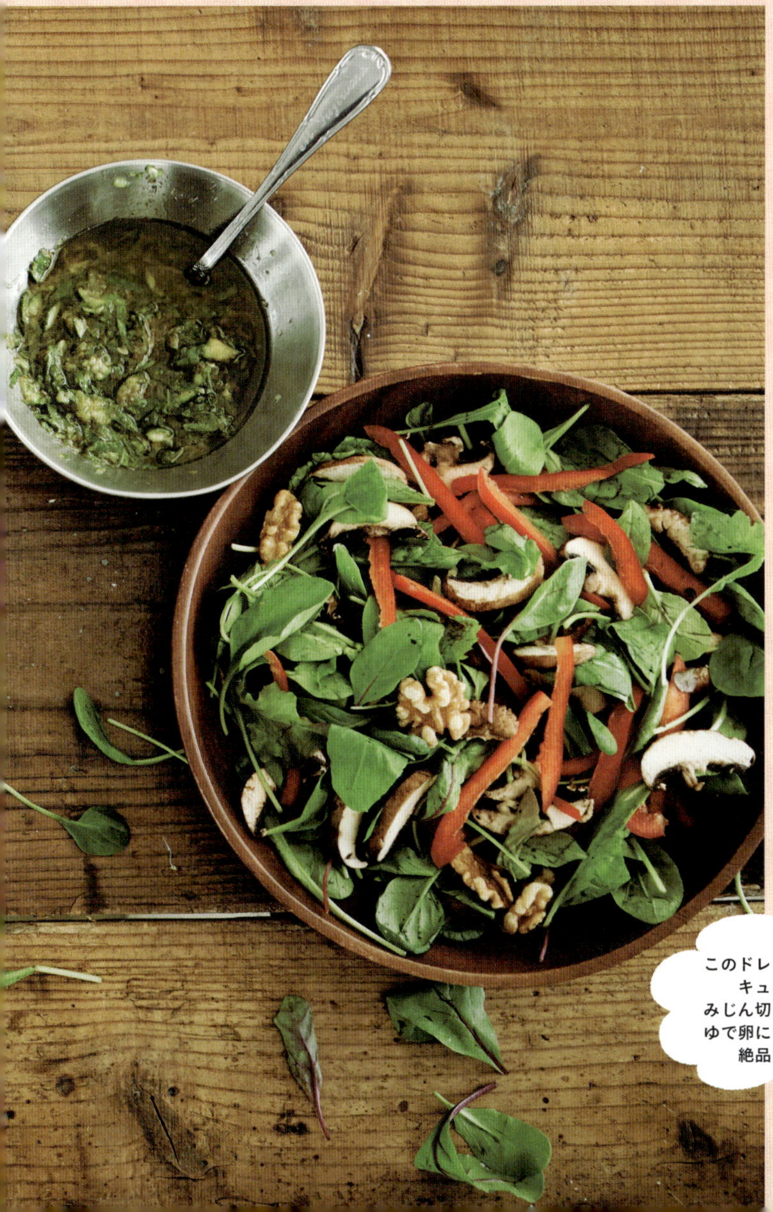

材料（3〜4人分）

ベビーリーフ……………1袋
マッシュルーム……20個程度
パプリカ………………1個
生クルミ……………半カップ

【和風ドレッシング】

きゅうり…1/2本（すりおろす）
大葉…………1束（千切り）
レモン絞り汁…………1個分
エクストラバージン
オリーブオイル………大さじ3
しょうゆ…………大さじ1/2
海塩……………小さじ1/3

作り方

1. 生クルミは流水でよく洗い、しっかり水気をとっておく。
2. 和風ドレッシングは混ぜ合わせておく。
3. マッシュルームは薄くスライスし、パプリカは縦に細長くカットし、生クルミ、ベビーリーフと一緒にボウルへ入れ、全体を軽く混ぜ合わせる。
4. 和風ドレッシングを食べる直前にサラダにかけて出来上がり。

このドレッシングの
キュウリを
みじん切りに変えて
ゆで卵にかけたのも
絶品だよ！

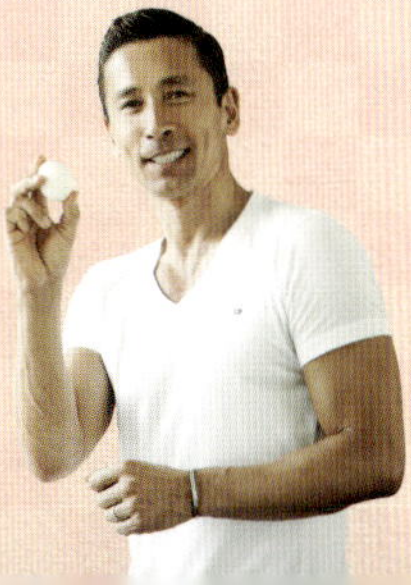

DID YOU KNOW?

卵クッキング トリビア

TRIVIA 1

冷蔵庫で保存する時は、パッケージのままがgood!

第一の理由は、パッケージに入れたままだと冷気が直接当たらず、温度が一定になるので鮮度が保たれること。また冷蔵庫の中の他の食品の臭いが移るのも防げます。

TRIVIA 2

卵は、丸いほうを下にして保管するのがベター

卵を長持ちさせるポイントは、外部からの菌に接触させないために殻と卵黄を近づけないこと。卵の丸いほうには空気のかたまりがあってクッション代わりになっているので、殻と卵黄がくっつく可能性が減ります。

TRIVIA 3

1回の食事で卵は2〜3個まで

1回の食事で体が消化吸収できるたんぱく質の量には限度があり、それを超えると処理する腎臓に負担がかかり、アンモニアが急激に溜まって疲れやすくなります。いっしょに食べるものにもよりますが、1回の食事で摂るなら卵は2〜3個にしましょう。

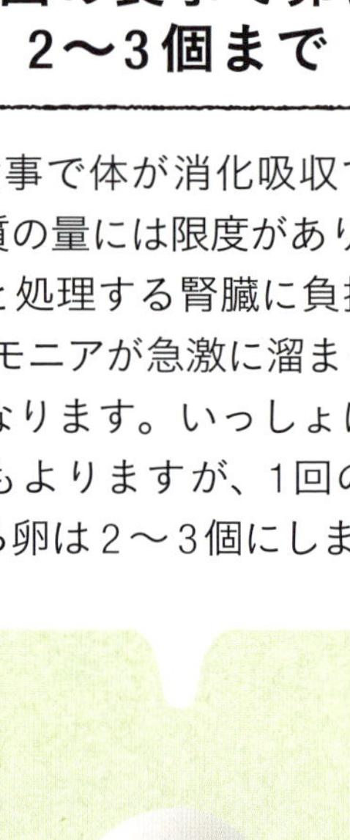

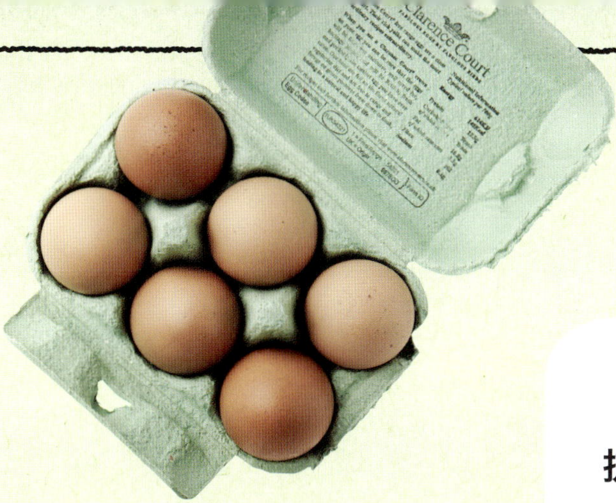

TRIVIA 4

卵の見分け方

テーブルの上でスピンさせた時、早くまわるのがゆで卵。遅くまわるのは生卵です。また卵の鮮度を知りたい時は、冷たい塩水(水1リットル＋塩100g)に卵を入れ、底に沈んだら新鮮な卵。浮いたらかなり古いので食べないほうがいいでしょう。

TRIVIA 5

抗酸化力を減らさない、卵の調理法

卵が持っている抗酸化パワーを最大に生かす調理法は「生」。最もよくないのは、電子レンジ加熱です。加熱調理をする場合、栄養を重視するなら、酵素が壊れない程度の弱火で時間をかけてじっくり焼くのがベター。

TRIVIA 6

卵そのものを酸化させないメニューは…

スクランブルエッグやオムレツは、卵を混ぜる時に成分が酸素に触れて酸化しやすいので、栄養を重視するなら泡立て器ではなくフォークで軽く混ぜること。そういう意味でベストなのは、ポーチドエッグ、又は半熟のゆで卵です。

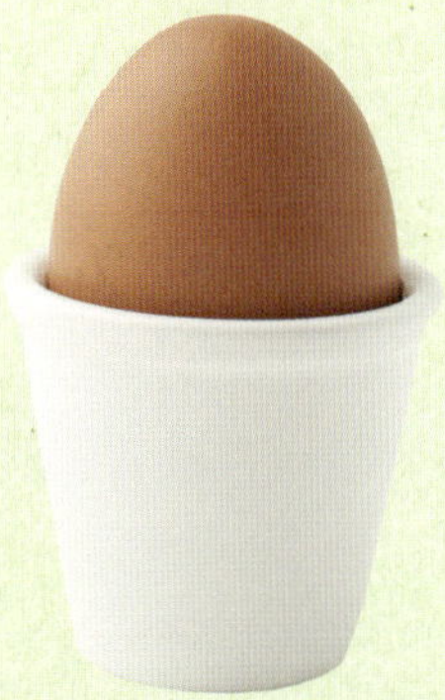

TRIVIA 7

卵のサイズで違うのは、白身の分量だけ

卵黄の大きさはほぼ一定で、重くなるのは卵白だけです。そのため卵が小さいほど卵黄の割合が大きいので、卵ご飯やゆで卵向き。お菓子などで卵白だけを使うのなら、サイズの大きい卵が得です。

TRIVIA 8

殻がむきやすいのは、古い卵

卵の白身は、新鮮なほど炭酸ガスを多く含み、日がたつごとに殻の穴から炭酸ガスが抜けて少なくなります。新鮮な卵は、このガスで卵白が殻に強く押しつけられて離れにくくなっていて、きれいに殻がむけません。

TRIVIA 9

「卵は室温でも腐らない」って本当？

産みたての卵の内部は無菌状態であり、殻は微生物の侵入を防ぐバリア物質で覆われているので、室温でも50日間は腐らないといわれます。でも市販の卵は表面についた汚れを落とすために洗浄するので、バリア物質が失われます。そのため、冷蔵庫での保管が必要になるのです。

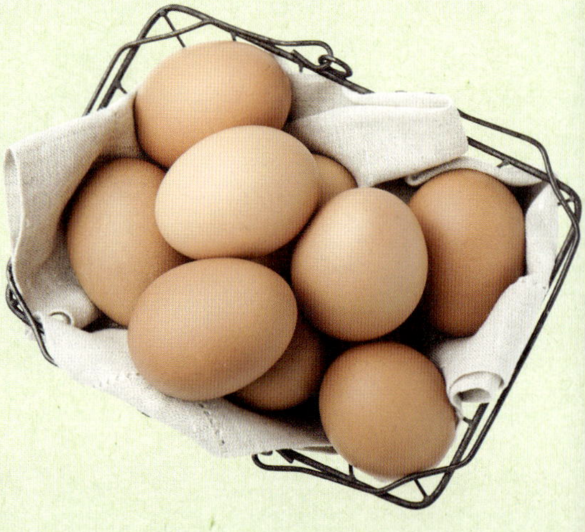

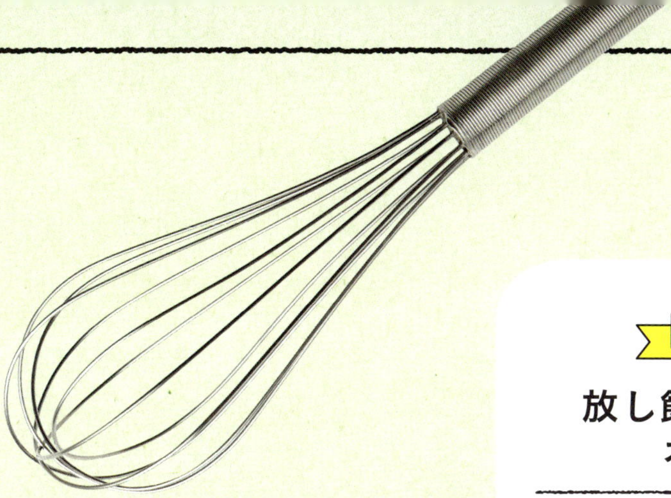

TRIVIA 10

卵も冷凍できる!?

生卵を冷凍すると解凍しても黄身は柔らかくならず、ゆで卵は白身が固いまま元に戻りません。ところが生卵をよくかき混ぜて冷凍すると、このようなことは起こりません。ケースごと割った時など、よく混ぜて冷凍すると便利。ただし雑菌が入る場合があるので、解凍後は加熱調理すること。

TRIVIA 11

放し飼いの鶏の卵がオススメ！

放し飼いの鶏は地面の虫や雑草の種など、自然界の栄養豊富なものを食べているため、良質な卵ができます(老化防止効果のあるオメガ3は、放し飼いの鶏のほうが多いという報告も)。一方ケージ飼いの鶏はストレスがたまっているため、血中のストレスホルモンが多く、それが卵にも入り込むといわれています。

TRIVIA 12

放し飼いの鶏しかいない国もある

スイスでは法律でケージ飼いが禁止されていて、「鶏は放し飼いもしくは、平飼いのみ」と決められています。ニュージーランドでも、2020年からケージ飼育が禁止される予定です。

あとがき

「卵こそ、最高のアンチエイジング・フード！」——私は以前からそう考え、周囲にも伝え続けてきました。しかし卵があまりに身近な食品すぎてありがたみが少ないせいか、誰もが半信半疑でした。今回、やっと念願がかなって、そのことをきちんとお伝えできる本を完成させることができたことを、本当にうれしく思っています。
またこの本は、私にとって初めての料理本です。アマチュアの料理愛好家にすぎない私が「卵の料理本を出したい」と思ったのは、ある朝見た子供たちの姿がきっかけでした。登校途中の彼らは片手に菓子パン、片手に甘いヨーグルト飲料を持っていたのです。私はその“朝食”に、大きなショックを受けました。

小麦粉と砂糖からつくられている菓子パンは、糖質のかたまりです。起きぬけの空腹状態で大量の糖質が体内に入ると血糖値が急上昇し、それを調整するためインスリンというホルモンが一気に分泌されます。そしてこのインスリンは恐ろしいことに、育ち盛りの子供たちに何より必要な成長ホルモンの分泌を、止めてしまうのです！
また急上昇した血糖値は大量に分泌されたインスリンによって急激に下がるので、一時的にスタミナ不足になり、疲れやすくなります。次には下がりすぎた血糖値を上げるためアドレナリンが分泌されるため、興奮しやすくなります。これでは子供たちは午前中、疲労感とイライラ感で集中力が失われ、授業など頭に入らないことでしょう。
また甘いヨーグルト飲料は、親が「カルシウムが摂れるように」と飲ませているのでしょうが、じつはその逆。乳製品に含まれる陰性イオンのミネラルが吸収されると、それを中和するため、陽性イオンであるカルシウムが骨から放出されます。そのため乳製品を多く摂りすぎると、スカスカの骨になってしまいます（だから乳製品を多く摂るヨーロッパや北欧には、骨粗鬆症の人がとても多いのです）。

子供たちが朝、本当に摂らなければならないのは、糖質や乳製品ではなく、良質のたんぱく質。たんぱく質を代表する食品は、卵です（朝から肉や魚を料理するのは大変ですから）。そこで私は、「世のお母さんたちがすぐにでも卵料理がつくりたくなるよう、卵のすばらしさとワクワクする魅力を最大限に伝えられるような料理本をつくりたい！」と考えたのです。

卵ほど、子供から大人まで幅広く愛されている食品はほかにそうありません。また卵を使えば、誰でも簡単においしい料理が作れます。いつもとちょっと違う、とびきりおいしい卵料理のレパートリーが増えれば、家族は毎朝、「今日の卵料理は何だろう？」と楽しみにするでしょうし、料理をほめられれば自然と夫婦円満になります。朝から家族みんなに感謝されて、家族も作った本人もハッピーになる。朝食に卵を食べることで家族みんなが幸せになり、しかも健康になるのです。

こんないいことずくめの卵料理なのに、残念なことにこれまで世界中で「食べ過ぎるとコレステロールが多くなる」と誤解されてきました（それがまったくの誤りであることは、この本でおわかりいただけたと思います）。私は反論できない卵の代弁者として、この本を書きました。この本のレシピをお試しいただくことで、健康で元気いっぱいの子供、いつまでも若々しさを失わない大人が１人でも増えるよう、心から願っています。

August Hergesheimer

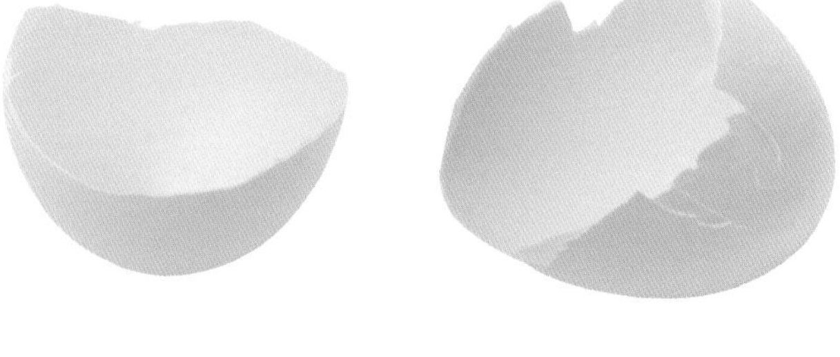

卵は最高のアンチエイジングフード

2014年10月14日初版発行
2014年10月20日第2刷発行

著者	オーガスト・ハーゲスハイマー
協力	WOONIN（P.90〜103のスタイリング含む）
マネジメント	谷口 智子
写真	衛藤 キヨコ
デザイン	近藤 礼彦（スタジオギブ）
構成／取材	桑原 恵美子
スタイリング	宮嵜 夕霞
フードコーディネート	星野 奈々子
編集	植木 音羽／安永 真由
営業	伊藤 サオリ

〈撮影協力〉
UTUWA　03-6447-0070
AWABEES　03-5786-1600

発行者	上原　健弘
発行所	株式会社三空出版（みくしゅっぱん） 〒102-0093　東京都千代田区平河町 2-12-2-6F-B TEL：03-5211-4466　FAX：03-5211-8483 http://mikupub.com
印刷・製本	シナノ書籍印刷株式会社

Ⓒ August Hergesheimer 2014
Printed in Japan
ISBN 978-4-944063-63-5

※本書は著作権上の保護を受けています。本書の一部あるいは全部について、株式会社三空出版から許諾を得ずに、無断で複写複製することは禁じられています。
※落丁本・乱丁本は、お手数ですが購入書店名をご明記の上、小社宛てにお送りください。送料小社負担でお取り換えいたします。
※定価はカバーに表示しています。